アセスメント覚え書
# ゴードン
# 機能的健康パターンと看護診断

著 マージョリー・ゴードン
訳 上鶴重美 看護ラボラトリー

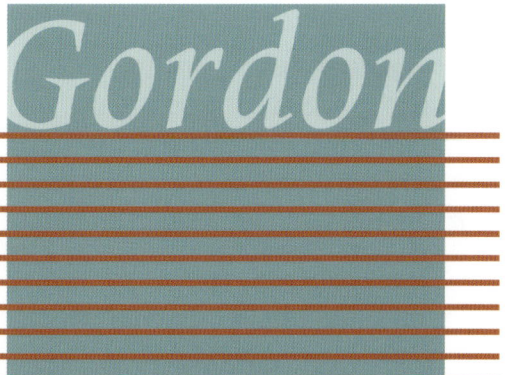

医学書院

Assess Notes; Nursing Assessment and Diagnostic Reasoning
The original English language work has been published by
F.A. DAVIS, Philadelphia, Pennsylvania, U.S.A.
Copyright © 2008. All rights reserved.
© First Japanese edition 2009 by Igaku-shoin Ltd., Tokyo

Printed and bound in Japan

### アセスメント覚え書
#### ゴードン機能的健康パターンと看護診断

| | | |
|---|---|---|
| 発　行 | 2009年9月15日 | 第1版第1刷 |
| | 2022年10月15日 | 第1版第12刷 |
| 著　者 | マージョリー・ゴードン | |
| 訳　者 | 上鶴重美(かみつるしげみ) | |
| 発行者 | 株式会社　医学書院 | |
| | 代表取締役　金原　俊 | |
| | 〒113-8719　東京都文京区本郷1-28-23 | |
| | 電話　03-3817-5600(社内案内) | |
| 印刷・製本 | 三美印刷 | |

本書の複製権・翻訳権・上映権・譲渡権・貸与権・公衆送信権(送信可能化権を含む)は株式会社医学書院が保有します.

ISBN978-4-260-00875-4

本書を無断で複製する行為(複写,スキャン,デジタルデータ化など)は,「私的使用のための複製」など著作権法上の限られた例外を除き禁じられています.大学,病院,診療所,企業などにおいて,業務上使用する目的(診療,研究活動を含む)で上記の行為を行うことは,その使用範囲が内部的であっても,私的使用には該当せず,違法です.また私的使用に該当する場合であっても,代行業者等の第三者に依頼して上記の行為を行うことは違法となります.

**JCOPY** 〈出版者著作権管理機構　委託出版物〉
本書の無断複製は著作権法上での例外を除き禁じられています.複製される場合は,そのつど事前に,出版者著作権管理機構(電話 03-5244-5088, FAX 03-5244-5089, info@jcopy.or.jp)の許諾を得てください.

# ◆ 訳者まえがき

　看護診断がうまく活用できない最大の原因は，看護過程の第1段階，アセスメントに関する誤解とスキル不足にあるのではないでしょうか．アセスメントは，基礎情報用紙の空欄を単に埋めることでも，収集した情報をまとめて文章化することでもありません．アセスメントとは情報（データ）の系統的な収集と解釈．簡単なようでもやってみると難しい作業です．

　ゴードン博士による本書は，アセスメントと看護診断についての必読書．日本の看護診断にとっての特効薬，恵みの雨になるはずです．ひとりでも多くの皆さまに本書を読んでいただくことで，「なんとなくラベルを選んでいる」「診断の根拠が見えない」「計画と実際のケアが違う」といった"なんちゃって看護診断"が正しい方向に導かれ，本来の姿に開花することを願って止みません．

　機能的健康パターンが最近，NANDA-I 分類法Ⅱの13領域と混同されているのは残念です．後者は看護診断を整理するための分類枠組み．機能的健康パターンは，NANDA-Iも推奨しているアセスメント枠組みです．機能的健康パターンの意義と有用性の正しい認識によって，アセスメントに関するさまざまな誤解が解け，スキルアップも可能になることでしょう．

　初めてゴードン博士の研究室にお伺いしてから16年が経ちました．先生から教えていただいたことの多さを痛感し，看護診断教育に携わる毎日です．恩師の書を自力で翻訳できたことは大きな喜びです．遅々として進まない翻訳のため，予定よりもずいぶんと遅い出版になってしまいました．辛抱強くお待ちくださった医学書院の皆さま，特に看護出版部の藤居尚子さんと制作部の岡田幸子さんには感謝申し上げます．

2009年8月

上鶴重美
Shigemi Kamitsuru, RN, PhD

## ◈ 本書で使用される看護診断名とその定義について

　看護学では，古い知識は研究によって検証され，新しい知識が次々に生まれています。グローバル化と情報化が進む今，知識が陳腐化するスピードも増しています。それにもかかわらず「機能的健康パターン」は世界中の看護師に活用され続けています。普遍的な看護アセスメントの枠組みの証しだと言えるでしょう。

　しかし，看護診断においては，既存の看護診断は改訂され，新しい看護診断も毎年のように開発されています。適切な看護診断名とその定義に関しては，最新版の『NANDA-I 看護診断—定義と分類』を参照されることをお勧めします。

　英語版の原書が出版されたのは 2008 年でした。本書に登場するのは 2007-2008 年版の NANDA-I 看護診断名であり，その時点の最先端の看護の知識です。2009 年，NANDA-I 看護診断名には NANDA-I の定義を使用するルールができました。同じ看護診断を表す用語でも，解説書の著者によって定義が違うと，用語の標準化が実現しないからです。

　また，看護診断名を当てはめるだけでは，診断とは言えません。根拠となる十分な診断手がかりを踏まえた判断が必要です。正確な看護診断のためにも，本書とあわせて『NANDA-I 看護診断—定義と分類』もご覧ください。

2014 年 11 月

上鶴重美

# 目次

1. アセスメントと機能的健康パターン ——————— 1
2. 看護歴と診察　情報の収集と解釈 ——————— 13
3. 健康知覚−健康管理パターン ——————— 22
4. 栄養−代謝パターン ——————— 35
5. 排泄パターン ——————— 49
6. 活動−運動パターン ——————— 57
7. 睡眠−休息パターン ——————— 72
8. 認知−知覚パターン ——————— 80
9. 自己知覚−自己概念パターン ——————— 96
10. 役割−関係パターン ——————— 108
11. セクシュアリティ−生殖パターン ——————— 124
12. コーピング−ストレス耐性パターン ——————— 135
13. 価値−信念パターン ——————— 146
14. アセスメント・データの分析と解釈 ——————— 156
15. アセスメント・ツール ——————— 178

文献　237
本書の論評者　239
索引　241

# 1 アセスメントと機能的健康パターン

 アセスメントとは,情報の収集と解釈である.アセスメントでは,患者の世界観に影響する認識方法,意味づけ方,用いる論理を垣間見ることができる.看護過程にはデータを使った専門的判断が3つある.
- 診断的判断:実在するあるいは潜在する健康問題の特定
- 治療的判断:介入の決定,アウトカム予測,評価の決定
- 倫理的判断:実在するあるいは潜在する倫理的問題の特定

## アセスメントの目的

 ただ単に記録するために情報を収集するのではない.アセスメントの目的は,収集した情報を使って健康状態を評価し,以下を判断することである.
- 看護介入すべき問題や潜在的問題があるかどうか
- 以前に特定した問題や状態が,予測したアウトカムに到達しているのかどうか
- その状況下で問題解決に活用できる個人・家族・地域社会の強み

 このような判断は,推論,分析,情報(データ)解釈を意味し,判断の結果が看護診断と看護介入となる.

## アセスメントに関する業務基準

 アセスメントと診断は,米国看護師協会(2000)が掲げる6つの業務基準および看護実践能力判断基準に盛り込まれている.米国看護師協会の業務基準は6段階の看護過程と類似している.看護師は業務基準によって自己評価し,患者は受けた看護ケアを看護業務基準で評価し,弁護士は医療過誤訴訟の際に

看護業務基準を使ってケアの質や看護師の能力を評価する（Harkreader & Hogan, 2004, p.215）. アセスメントと診断に関連する米国看護師協会の業務基準は以下のとおりである.
- **業務基準Ⅰ**：看護師は健康についてのデータを系統的に収集する. 看護師は, 患者, 家族を対象に, また時にはさまざまなケア提供者を対象に継続的に情報収集を行う.
- **業務基準Ⅱ**：看護師はアセスメント・データを分析して看護診断を決定する. できれば患者にその判断を確認してもらう. アセスメント・データと看護診断は, 記録して介入方法を決める際に活用する〔米国看護師協会（2000）より〕.

アセスメントは看護過程の第一段階であるため, アセスメントの段階で何らかの間違いや漏れがあると, その後のすべての段階にも影響が及ぶ.

## アセスメントの種類

看護実践では4種類のアセスメントが活用されている.
- **緊急型アセスメント**：心-肺-脳機能を全体的に10秒以内に評価する場面で行う. 以下の項目を含む.
  - ☐ 意識状態
  - ☐ 皮膚の血色
  - ☐ 姿勢
  - ☐ 活動性
  - ☐ 表情
  - ☐ 話し方
  - ☐ 脈拍（指示があれば）
  - ☐ 血圧（指示があれば）
  - ☐ 呼吸（指示があれば）
- **問題着目型アセスメント**：以前から把握している問題の状態について評価する.
- **時間間隔型アセスメント**：前回のアセスメントから3・6・12か月経過している外来受診時, あるいは高齢者専用住宅や老人ホームで行う. 以前からの看護診断や医学診断のパターンをスクリーニングして評価する.

- 初回（入院時・入所時・訪問看護開始時）アセスメント：初対面の患者の場合，事前に把握している情報がほとんどないため，初回アセスメントは非常に複雑なアセスメントになる．膨大な情報を確認する必要があり，何をどのようにアセスメントするかを示す系統的な方法論が必要となる．

初回アセスメントが最も複雑なため，以下では初回アセスメントについて解説する．

## 初回アセスメント

初回（入院時・入所時・訪問看護開始時）アセスメントで集めた情報と初回アセスメントで行った判断には多くの利用法がある．患者ケアに活用するのはもちろんのこと，看護師の人員配置の決定に，さらには医療統計や看護研究にも活用できる．患者ケアに活用した場合，初回アセスメントの結果はベースライン（基本）情報となり，アウトカム予測や変化の判定に使うことができる．

正確さはどんなときにも求められる．正確な臨床判断には，系統的 systematic で意図的 deliberate なアセスメントが必要になる．
- 系統的アセスメントには，秩序ある情報収集方法と，論理的に順序立てた質問方法が大切になる．
- 意図的アセスメントには，目的と方向性を明確にしておくことが大切になる．どんな基本情報を集めるのか，はっきりさせておく必要がある．

機能的健康パターンおよび看護歴と診察は，初回アセスメントに必要な構造とコンテンツを示している．

## A 機能的健康パターン

アセスメントでは，どのような情報を，どのような順序で，どれくらい集めるべきか，といった疑問が生じる．そこで，機能的健康パターンは以下を提供する．
- アセスメントする項目

- アセスメント・データを整理する構造
- 健康状態の評価と診断の目的および方向性

個人,家族,コミュニティには以下の11の機能的健康パターンがある.

- 健康知覚-健康管理パターン health perception-health management pattern:認識している健康と安寧のパターン,健康管理の方法を示す.
- 栄養-代謝パターン nutritional-metabolic pattern:代謝に必要な飲食物の摂取パターンを示す.身体各部への栄養供給状態を示すパターンも含まれる.
- 排泄パターン elimination pattern:腸,膀胱,皮膚からの排泄機能のパターンを示す.
- 活動-運動パターン activity-exercise pattern:運動と日常活動のパターンを示す.
- 睡眠-休息パターン sleep-rest pattern:睡眠,休息,リラクゼーションのパターンを示す.
- 認知-知覚パターン cognitive-perceptual pattern:知覚と認知のパターンを示す.
- 自己知覚-自己概念パターン self-perception-self-concept pattern:自己概念および自己価値,自分の能力,ボディイメージ,気分状態についての認識パターンを示す.
- 役割-関係パターン role-relationship pattern:役割関与と人間関係のパターンを示す.
- セクシュアリティ-生殖パターン sexuality-reproductive pattern:セクシュアリティおよび生殖に関する満足あるいは不満足のパターンを示す.
- コーピング-ストレス耐性パターン coping-stress tolerance pattern:コーピング・パターンおよびストレス耐性の観点からみたパターンの有効性を示す.
- 価値-信念パターン value-belief pattern:選択,意思決定を導く価値観や信念(スピリチュアリティも含む)や目標のパターンを示す.

これらのパターンの順序はアセスメントをうまく進める順序でもある．アセスメントは，受診理由や患者の状態を理解する健康知覚–健康管理パターンから始まる．自己，気分状態，人間関係，性的側面については，信頼関係を築いてから，つまり後半に質問する．

　精神看護領域では，この順序が逆になる．健康知覚–健康管理パターンに続いて，自己，気分状態，人間関係について質問をする．それは，精神保健分野では，このような話題が期待されているからである．栄養，排泄，活動パターンも重要ではあるが，後半に質問すればよい．

## 機能的健康パターンの特徴

- 簡単に覚えられる．
- あらゆる看護専門領域で，多様なケア・レベルで，さまざまな年齢層を対象に，すべての状況で使用できる．
- 人間と環境の相互作用を全人的（生物心理社会–スピリチュアル）にとらえる枠組みである．
- パターンは年齢，文化，性別によって異なり，場合によっては病態生理や精神障害の影響も受ける．
- 発達レベルや文化は各パターンに一貫しているテーマで，生涯を通じてパターンの成長とパターンの発展を方向づける．
- 機能的健康パターンを使うことで，個人，家族，あるいはコミュニティの成熟度や成長の発達状況がアセスメントできる．
- 疾患ごとのアセスメント様式や臨床領域ごとのアセスメント様式は不要になる．看護師は，さまざまな年齢，性別，医学的状態あるいは精神状態に使用するなかで，深くアセスメントすべきパターンはどれか，少しの質問でスクリーニングできるパターンはどれかを学習してゆく．たとえば，循環器系疾患の患者には，活動–運動パターンの綿密なアセスメントが必要である，といったように．
- さまざまな年齢層，文化，疾患，重症度でのアセスメント経験が，健康パターンの理解を豊かにしてゆく．

- 機能的健康パターンは，個人，家族，コミュニティのアセスメントに役立つ．疾患は家族やコミュニティに広がり，コミュニティの健康は個人や家族に影響している．
- 家族とコミュニティの健康パターンもまた，発達段階，文化，危機や災害の経験によって形成される．
- 機能的健康パターンはどんな看護理論とも使え，米国政府が課している高齢者ケアプラン（長期ケア施設用ミニマムデータセットおよびケアスクリーニング）などのデータセットとも併用できる．さらに，機能的健康パターンを使ったアセスメントは，医学データベースや精神医学アセスメントの補足にもなる．
- NANDA インターナショナル（NANDA-I）分類法Ⅱは機能的健康パターンに基づいている（NANDA, 2007）．

## 臨床データ，看護師，環境

健康パターンのアセスメント時は，
- 臨床データの有効性を確認する．
- 看護師としての自分は，影響されやすい測定機器であることを自覚する．
- プライバシーを確実に守れる情報を共有しやすい環境を考慮する．

### ○ 臨床データ

人間の行動にはばらつきがあり，看護師でも，医師でも，それ以外のどんな医療専門職者でも，臨床判断が100％確かということはない．より多くの情報を集めれば，より確実性が高まるというわけでもない．

そこで看護師は
- 最も信頼でき有効な情報を使うことについて学ぶ．
- いつどのような情報が健康状態の手がかりになるか，たとえば，主観的手がかりなのか，客観的手がかりなのか，史的手がかりなのか，状況的手がかりなのか，について理解する．

### 一般的な手がかり

- 信頼できる手がかり reliable cues：信頼性が高く正確な測定法によって得た健康パターンあるいは診断に関する指標．たとえば，病院食以外は口にできない入院中につける毎食時の正確な食物摂取記録は，信頼できるエネルギー摂取量の測定といえる．個人が家庭でつけている食事日記は，必ずしも信頼できるわけではない．

- 妥当な手がかり valid cues：アセスメントしているパターンの属性や特徴を表している指標．たとえば，毎日の食物摂取について患者が語る内容は，栄養–代謝パターンの属性であり，妥当な指標の1つである．

- 主観的・自覚的手がかり subjective cues：個人，家族メンバー，コミュニティの代表者からの，感覚，感情，信念などに関する報告．

- 客観的・他覚的手がかり objective cues：ケア提供者による観察，検査結果やそれ以外の検査値，コミュニティの記録．
看護診断では，主観的手がかりと客観的手がかりのどちらも同じように重要である．医学診断の場合，客観的データが主観的データよりも重視される．

- 史的手がかり historical cues：病歴・経過を確認するのに役立ち，パターン描写に不可欠である．たとえば，いつから痛みが始まったのか，昨年の血圧はどうだったのか，5年前の精神病エピソードなどは史的手がかりとして浮き彫りになる．
史的ステレオタイプ化，つまり病歴・経過だけでの判断は避ける．史的手がかりは患者の現在の状態を表す情報と組み合わせる必要がある．

- 現況手がかり current state cues：患者の現在の状態を把握するのに役立つ．史的手がかりと現況手がかりで，現在のパターンが明らかになる．史的手がかりと現況手がかりを組み合わせたアセスメントは，リスク状態の予測に役立つ．

- 状況的手がかり contextual cues：重要な出来事や状況を表すもの．たとえば，患者には2度の離婚暦がある，ホームレスである，犯罪の多い地域に住んでいる，など．

- 診断手がかり diagnostic cues：看護診断に重要な指標．診断手がかりは数少ない．診断を決定する前に確認できる．実在型問題の診断手がかりは，たいてい現況手がかりである．
- 支持的手がかり supporting cues：診断の信頼性を高める．支持的手がかりは複数の状態に共通の診断指標であることが多い．一方，診断手がかりは1つの状態に限定した指標である．

データ収集時，情報は量よりも質が重要であることを忘れないようにする．

○ **看護師**

看護師側の要素もアセスメントの正確性に影響する．
看護師は，

- 「アセスメントでどのような手がかりに注目すべきか」を知っている．健康状態を映し出す手がかりを認識する能力は，臨床的知識ともいえる．どのような状態のときにどのような症状や徴候が出現するかを知っていれば，手がかりの検出に敏感になり，早く状態にも気づく．
- 「どんな情報が何を予測できるか」を知っている．つまり，情報を統合して予測するあるいは予期する能力がある．特定の状態や出来事，関係の可能性についての知識があれば，アセスメントで吟味すべき健康問題が予測できる．予測につながる患者の因子には，年齢，性別，医学的状態，文化などがある．間違いを避けるためには，予測だけでなく，確認も必要である．
- 分析的あるいは論理的な推論と直感を組み合わせてアセスメント・データを解釈する．
- 仮説および直感的に得た知識は確認する．
- 記憶のなかにある臨床的知識を実践的に意味ある形に整理する．歴史的にみると看護師は，看護の知識を医学的な分類で整理してきた．機能的健康パターンはこのような記憶の仕組みを補完するものである．
- 正確なアセスメントと正確な診断を保証するために，コミュニケーション技術と熟練した技術を使う．質問方法や測定方

法はアセスメント・データの正確性を左右するだけでなく，診断的判断の結果にも影響する．
- 共感的で思いやりある態度で治療的関係を築く．敬意，思いやり，共感は，人道的な意味以上のものがある．患者との間によい人間関係ができると，有効で信頼できるアセスメント・データを入手できる可能性が高い．
- 患者と同じ気持ちが自分にあっても共有化を避ける．たとえば，「私もあなたと同じ問題を抱えています」とは言わないようにする．このような発言をすると話の焦点が看護師に向いてしまう．また，個人的な価値観や政治観，あるいは親密な話題は避ける．

**治療的関係の構築**

治療的関係は援助に不可欠な人間関係である．以下を伝えるようなコミュニケーションを通して，看護師は患者の間に信頼関係を築くことができる．
- ケアリング
- 信頼感
- 誠実性
- 敬意
- 守秘義務
- 熱意

優れたコミュニケーション技術があれば，アセスメントを始めて1分もたたないうちに，看護師は患者との間に望ましい治療的関係を築くことができる．

## ○ 環境

適切な情報を入手し，新しい患者との間に信頼関係を築くためには，アセスメントを行う環境にも配慮が必要になる．病院内だけでなく，クリニックなどの外来でも，家庭でも，地域でも，環境への気配りが必要になる．以下は看護師が作成した米国での基準である（NICHE Project, 2003）．

**物理的環境**
- できるだけ，快適な温度でちょうどいい明るさの場所でアセスメントを行う．

A. 機能的健康パターン

- 邪魔の入らない場所でアセスメントを行う．
- 患者が聴きやすいように，またみやすいように座る位置を決める．必要に応じて，アイ・コンタクトがとれるようにベッドの高さを調整する．

**対人環境**
- 患者にこれから何を行うのか，どれくらい時間がかかるのかを伝えて，十分に準備をしてもらう．
- 威圧しないように話しかけながらアセスメントし，リラックスした態度を示すことで心地よいラポール（親密感）を確立する．これは患者と専門家の関係づくりに役立つ．
- 急いで質問していると思われないように，アセスメントするペースに注意する．できるだけ個々の患者に合わせてペースを調整する．

**タイミングへの配慮**
- アセスメントを行うタイミングは，状況的要因ではなく，患者の認識能力を考慮して決める．ただし，救急処置室や集中治療室での初回アセスメントはこの限りではない．
- 患者が疲れないよう，必要であれば数回に分けてアセスメントを行う．
- 以下の時間帯はアセスメントを避ける．
  □患者が食事を取る直前，あるいは食事を終えた直後
  □患者が処置，検査，治療を受ける直前，あるいは受けた直後
  □患者に疼痛や不快症状があるとき
  □患者が睡眠から目覚めた直後．覚醒後30分程度経ってからアセスメントを実施する．
- 外来で，家庭で，あるいは地域団体のアセスメントを行うときには，予約を入れて実施する．

## B アセスメントに関する倫理的問題と法的問題

アセスメントと診断の内容や根拠，構造的側面に加えて，注意すべき倫理的問題と法的問題がいくつかある．

## 倫理的問題

看護師は，実践における自らの判断や行動に対して道徳的責任がある．このような責任は，忠誠の原則と尊厳や価値観や自己決定の尊重の倫理原則に基づいている．（米国看護師協会，2002；国際看護師協会，2002）．アセスメントは以下の倫理的問題が関係する．

- アセスメント情報の守秘義務：これが最も重要である．米国では 2003 年に「医療保険の携行性と責任に関する法律」が承認されたことで，ヘルスケアにおける第一の問題になっている．
- 記録の閲覧：米国において，患者は自分の記録をいつでも閲覧できる権利をもつ．アセスメントと診断について記録するときにはいつもこのことを留意しておく．適切な情報だけを記入する（看護診断は，専門的な標準用語で記入しても，アセスメント後に，患者，家族，コミュニティとは一般的な言葉で共有することが多い）．
- 患者の自律性：患者の自律性や自己決定を尊重すれば，十分な説明を受けたうえでアセスメントの質問には答えない，という患者の決断もありうる．

看護師は，看護の責任履行（つまり，アセスメント，診断，患者ケア，記録）を阻止するような業務は委ねられても受けてはいけない．

## 法的問題

アセスメントに関する法的問題は，患者に対する義務の不履行は過失だと見なされうる，との考え方に基づいている．過失によって負傷すれば，法的措置にも発展する．以下の一般的な落とし穴に注意する必要がある（Eskreis, 1998 のカテゴリーに対応させている）．

- アセスメントの不履行：疾患と直接的に関係しているパターンのみをアセスメントする傾向がみられるが，これは危険である．たとえば転倒転落．すべての患者に対して転倒転落の

危険性のアセスメントを行い，予防策を講じるべきである．転倒転落のアセスメントは，健康自覚-健康管理パターンで行うとよい．
- 不十分なモニタリング：問題着目型アセスメントを行う状態では，頻繁なモニタリングを必要とする．アセスメントによって頻繁なモニタリングの必要性が判明した場合，モニタリング計画を明確に記しておく．医師が特定のモニタリングを指示することもある．その場合は医師の指示がはっきりと記されていることを確認する．たとえば，自殺，自傷行為，混乱，転倒転落の危険性などが頻繁にモニタリングを要する．
- コミュニケーション不足：さまざまなコミュニケーション不足があるが，最も多い原因は次の2つである．
  □記録の欠如：覚えておきたい基本ルールは，看護アセスメントや看護行為が記録に残っていなければ，アセスメントが行われていない，あるいはケアは何も行われていない，と判断されてしまうこと．
  □医師への報告漏れ：患者の身体的状態や精神的状態が著しく変化したときは，医師に報告することが重要である．症状や徴候は精査されなければならない．医師は当然知っているだろう，といった思い込みが危ない．推測だけではいけない．アセスメントし報告すること！
- プロトコル不履行：病院や地域，州によって，特定の行動については通知義務がある．たとえば，患者，子ども，高齢者への虐待が疑われる場合，看護師は直ちに通知しなくてはいけないという法律が米国の多くの州に存在する．

# 2 看護歴と診察
## 情報の収集と解釈

　看護歴と診察は，初回アセスメントで集めるデータを整理する1つの方法である．看護歴は，患者，家族，コミュニティの代表者への面接を通して得られる．時には，看護歴聴取に質問紙を使うこともあり，質問紙を患者の家に送付することもある．初回の面接では精査が必要な領域に焦点を当てる．
- 看護歴は患者の口頭報告，つまり主観的データである．
- 診察は看護師による観察，つまり客観的データである．

　看護歴と診察は，
- 患者の報告と看護師の観察は，臨床判断を左右する2つの情報源であり，面接と診察で整理する．
- 実在する問題あるいは潜在する問題と強みを特定する．
- 治療的関係構築の第一歩である．

## A 看護歴

　看護歴聴取には，気配りと感性が欠かせない．まず，患者には楽な姿勢を取ってもらいつつ，患者が十分に情報を得ているかどうかを確認する．次いで，親しみやすくかつ専門家らしく看護歴聴取を始め，スムーズに話題を変えていくよう心がける．アセスメントの最初から最後まで一貫して行うことは，言語的手がかりあるいは非言語的手がかりの意味を解釈することにつきる．

### 看護歴聴取の始め方

　看護歴聴取の準備をしている段階では，以下を考慮する．
- 看護専門職としての責任範囲．これによって看護師は何をアセスメントするかが決まる．機能的健康パターンは看護の専

門分野に焦点を当てている．アセスメントで問うのは，患者が11領域の健康をどのように管理しているか，何か問題を抱えているかということである．
- 最初のあいさつの仕方：まず「○○さん」と患者の苗字を呼び，あいさつする．次いで自己紹介，名前と資格を伝える．
- 目的の説明方法：看護歴を取る目的を患者に説明する際に，すべきこと，してはいけないことは，以下のとおりである．
  □ 誠実であること．たとえば，患者には次のように伝える．「○○さんのご健康状態や，食事や運動のような健康管理についてお話をお伺いしたいのですが，今からよろしいでしょうか？　ご気分はいかがですか？」
  □ 最善の環境を整えること（☞9頁）．患者のプライバシーに配慮する．家庭訪問の予定を立てているときは，家族メンバーが気持ちを集中できる時間帯で調整する．
  □ 記録を取ることを患者に伝える．記録中の沈黙を避けるために，話をしながら記録が書けるように訓練しておく．
  □ 自分の仕事や問題を強調しない．たとえば，以下のようには決して言わないこと．
    - 「あなたをアセスメントする必要があります」
    - 「あなたの問題について調べなくてはなりません」
    - 「勤務終了前に，お聞きしたいことがあります」
- 入院患者を何人受け持っていても，「急ぎの仕事」として看護歴聴取を説明してはいけない．

## スムーズな移行

1つのパターンから次のパターンへの移行はスムーズに行うよう心がける．チェックリスト式のアセスメント用紙を使用していると，次から次へと質問が続き，初回面接が尋問のようになりかねない．以下のように面接を開始すれば，このような失敗は回避できる．
- 移行時の導入は，一般的な，自由回答式の質問法で始める．たとえば，「○○さんが（…入院理由あるいは訪問看護を受ける理由がここに入る…）ということはわかりましたが，普

段の健康状態はどうでしたか?」あるいはもっと非指示的に「今回は緊急入院されましたが,今のご気分はいかがですか?」と言ったあとに続けて「以前の健康状態はどうでしたか?」と尋ねる.

- このような導入の質問以降は,気になることを書き留める.「あとで話し合う必要のあることをメモしておきましょう」と患者には伝える.懸念事項は,それぞれ該当するパターンでたいてい話し合うことができる.
- 健康状態を尋ねたら,患者が現在の医学的問題のことをどのように説明するかを注意して聞く.これは一般的に健康知覚-健康管理パターンのアセスメントで行う.
  注意して聞くことは,
  □症状をどのように管理していたか
  □そのとき,症状をどのように解釈していたか
  □状態に対する患者自身の理解
  □受診の遅れ
  □民間療法の使用

  これらの回答は健康教育にも関係する.健康知覚-健康管理パターンの次の項目に話を進めてゆく.
- 移行時には,前に入手したアセスメント情報を活用する.こうすれば楽に前のパターンから次のパターンに移れる.
  たとえば,
  □健康知覚-健康管理パターンから栄養-代謝パターンへの移行:「先ほど,やせたいと言われていましたね.では,普段の食事内容をチェックしてみましょう.朝はいつも何をお召し上がりですか?」
  □活動-運動パターンから睡眠-休息パターンへの移行:「お話いただいたように,いろいろな活動でとても忙しくされていますね.夜はよく眠れますか?」
- 患者の回答には適切な臨床的アドバイスを返す:患者が質問に答えたら,時間が許す限り,適切な臨床的アドバイスを即座に提供する.
  たとえば,
  □患者が1日に水をコップ2杯しか飲まないと答えた.看護

A. 看護歴

師は「1日に2杯だけですか？ 6〜8杯は飲む必要があります．便秘はそのためかもしれませんね」と答える．
□患者は5年前から立ち上がったり，くしゃみをしたり，笑ったりしたときに尿が漏れると訴えた．看護師は「尿失禁を治す運動があります．まず医師の診察を受けましょう．そのあとで運動のことを説明します．尿失禁についてあなたから先生にお話されますか？ もしよければ，先生からあなたにお話するように伝えます」．

- デリケートな問題は慎重に取り上げる：デリケートな問題や個人的話題は，注意深く切り出してもらうほうが患者は安心する．以下は，家族についての役割-関係パターンの話題からセクシュアリティ-生殖パターンへの移行例である．
  □「先ほど，ご主人は心臓疾患をおもちだと言われましたね．お二人の性的関係に何か問題はありませんか？」
  □上ほど直接的ではない方法：「ご主人が病気になられてから，お二人のご関係に何か問題はありませんか？」

状況や患者に合わせて質問を工夫する必要がある．共感的に質問すれば，患者も看護師も気が楽になる．

## 質問方法

質問の仕方を変えると回答も違ってくる．さらに，1つのパターン内で異なる項目の回答を引き出す際には，質問を工夫する．同じように質問しても，最初は一般的な回答であっても，診断手がかりを詳しく調べる後半のほうでは，より具体的で明確な回答が得られるようになる．

### 開放型の質問と閉鎖型の質問

患者に何か話してほしいときや懸念を表現してほしいときは，開放型の（一般的）質問で話題を取り上げるとよい．
たとえば，
- 「ご主人がお亡くなりになられてから，どのようにお過ごしでしたか？」
- 「中高生のお子さんをおもちなのはどんな感じですか？」

- 「もう少しそのことについてお話しいただけますか？」
- 「それは大変でしたね」(思いやる気持ちを込めて，質問的に，回答をしばらく待つ)

反対に，閉鎖型（焦点型）の質問では，具体的な回答を引き出すことができる．

たとえば，
- 「朝食には何をお召し上がりですか？」
- 「痛みはいつからですか？」
- 「よく眠れますか？」

## ○ 確認型の質問

確認型の質問は穏やかに共感的に行う．問題点を明らかにしたり，理解した点を確かめたりするのに使う．このタイプの質問は患者が抽象的な表現を用いたり，異なる意味で医学用語を使ったりした場合に役立つ．

たとえば，
- 「神経質だと言われましたが，神経質になるとき，何か気づいたり感じたりすることがありますか？」
- 「"胃潰瘍のような痛み"があったとき，どんな感じでしたか？」
- 「最近，多くの方が性感染症のことを気にされています．ご自分にも危険性があると思われますか？」何らかの危険性があり，確認の必要があるときにだけこの質問をする．

## ○ 対立型の質問

対立型の質問はあまり頻繁に使わないほうがよいが，患者の言っていることに食い違いがあるときには役立つ．また何らかの行動を話題にしたいときにも適切である．

たとえば，
- 「先ほどは，2年前に離婚したあとから始まったと言われましたが，1か月前からではないですか？ 私が聞き間違えたのかもしれませんが」
- 「職場環境に怒りを感じておられるようですが，そうですか？」

- 「それはさぞつらい思いをなさったことでしょう．だからそのようにお決めになられたのですか？」

## ○ スクリーニング型の質問

スクリーニング型の質問をすれば，パターンと関係ある多くの情報を得ることができる．入院・入所時などの初回アセスメントの際にすべてのアセスメントができないときに用いる．

たとえば，

- 「朝はいつも，十分に休めた，今日の活動に向けた準備ができている，と感じますか？」患者が「はい」と答え，相反する手がかりがほかにみられなければ，これは望ましい状態なので，追加質問はいらない．

## ○ 明確化型の質問と観察

明確化型の質問と観察は，患者があいまいで不明確な表現を用いている場合に誤解を防ぐために行う．そうしなければ，看護師は自分勝手な意味づけや思い込みでデータをとらえてしまうことになる．

たとえば，

- 患者が「死ぬことが怖い」と答えたとき，患者が経験している懸念には少なくとも4種類の可能性があり，それぞれ介入方法が異なる．そこで明確化のために，看護師は「死に関係する不安や心配にはいろいろあります．痛み，誰が責任を取るのか，死んだらどうなるのか，あるいは家族はどうなるのか．こういったことが心配ですか？」と質問する．
- 「続ける価値があるのかわからない」と患者が答えた場合，これだけでは意味がはっきりしない．「もちろん続ける価値があります．あなたはとってもよくやっていますよ」と励ますようなコメントを返してはいけない．それでは会話が終結してしまう．なぜ患者は続けないほうがいいと思うのかを尋ね，うつの徴候を探すべきである．

自分が期待する答えにつながる誘導型の質問は避ける．また，非言語的コミュニケーションにも気をつける．たとえば，うなずきは，患者に発言を終了させる「理解しました」のサイ

ンにもなれば，共感を伝えるサインにもなる．

傾聴が看護歴聴取において重要なことを忘れないようにする．看護師は，患者が自分の健康歴を話せるように導くときだけ話をする．

## B 診察

看護師の診察は，機能的健康パターンを表す指標に注目して観察することである．学習目的でない限り，医師が行う全身のフィジカルアセスメントを単に繰り返しても意味がない．機能的健康パターンの指標について重要な点は2つある．

- 看護歴を聴取している間に観察できる指標もあれば，看護歴とは別に観察する指標もある．
- 起こりうる問題の指標もあり，なぜある特定のパターンが存在するのか，なぜパターンが変わったのか，なぜ発達に伴って表面化してきたのかを説明する指標もある．

個人，家族，コミュニティのアセスメントでの診察時には，看護歴聴取中に把握したことを確認したり展開したりする．絶対に失敗しないヒントは以下のとおり．

- プライバシーを確保し，必要に応じて患者を掛け布で覆う．このような配慮が患者を安心させる．
- 視力を調べるために，新聞記事の切り抜きをいつもポケットに入れておく．
- 家族のアセスメントでは，家の様子を確認する必要がある．それまでの話題のなかに理由を探して許可を得る．「赤ちゃんに服を着せる場所がないとおっしゃいましたね．よければ見せていただけますか？」
- 聴診器など知覚機能を高める道具は正しく使うように心がける．

## C データ解釈

看護歴聴取と診察を通して，データから意味を引き出し，問題を特定してケアを計画する．アセスメント・データを分析す

るデータ解釈には，異なるレベルがある．どのレベルにもエラーが起こりうることを忘れてはいけない．データ分析に際しては，単純な評価，単純な推論，複雑な推論の3つのレベルを使う．

## 単純な評価

単純な評価では，入手したデータが健康な状態（正常）を示しているのか，健康ではない状態（異常）を示しているのかを判断する．この評価には，引用基準 normative criteria とも呼ばれる標準値（基準値）を適用する．

一般的な基準は，
- 発達段階
- 文化
- 性別
- その人の背景と状況

たとえば，正常な皮膚は温かくて乾燥している．白人の皮膚には青みがかった色はない．人は1日に2回歯を磨く．成人は排尿調節が可能だが，乳児はできない．

## 単純な推論

単純な評価の次のレベルは単純な推論と呼ばれる．このレベルでは，推論的思考を使う．たとえば，以下の例で考えてみる．
- 朝7時30分．病室のベッド・シーツはしわくちゃ，毛布は半分床に落ちている，枕カバーが外れている，患者はベッド上で何度も左右に体の向きを変えている．

この状況から，患者はそわそわしている，落ち着きがない，と看護師は推論することができる．

この推論に使った手がかりは，以下の4つである．
1) しわくちゃのシーツ
2) 床に落ちた毛布
3) 取れた枕カバー
4) 左右に体の向きを変える患者

### 複雑な推論

複雑な推論には，複数の手がかりのクラスタリング（ひとまとめにすること）と推論に基づいた論理的思考と判断が関係する．この結果が，看護診断仮説や最終看護診断，あるいは医師の診断が必要という判断になる．落ち着きのない患者の例を再度考えてみる．

- 患者には落ち着きがない，と判断したあと，看護師はその理由を考え，それを確認するために患者からさらなる情報を得て，次のように判断した：患者には不安（手術後の予後）がある．

## D 初回アセスメントの終え方

看護歴聴取と診察の最後にすべきこと．
- その他に話したいことはないかを尋ねて，患者が情報を追加できるようにする．
- アセスメントについてまとめる．
- 特定した問題の治療（介入）計画を立てる．

この時点では，診断的判断と介入計画を患者にまだ伝えることができないかもしれない．その場合は，患者が話したデータを使い，支持するようにアセスメントをまとめる．

たとえば，
- 「ご家族がなぜそのように対応されるようになったのかを一緒に考えて，午後にもう少しお話しましょう．」
- 「たくさんのことをお聞きしましたが，何とかできると思います．明日またもう少しお話しましょう．」

状況によっては「とってもいいと思います．ぜひ続けてください．そうすれば血圧も安定してくるはずです」と言うこともある．

# 3 健康知覚-健康管理パターン

健康知覚-健康管理パターンは傘のイメージに近い（図1）．傘の下には健康管理の具体的領域を示す10のパターンが入っている．

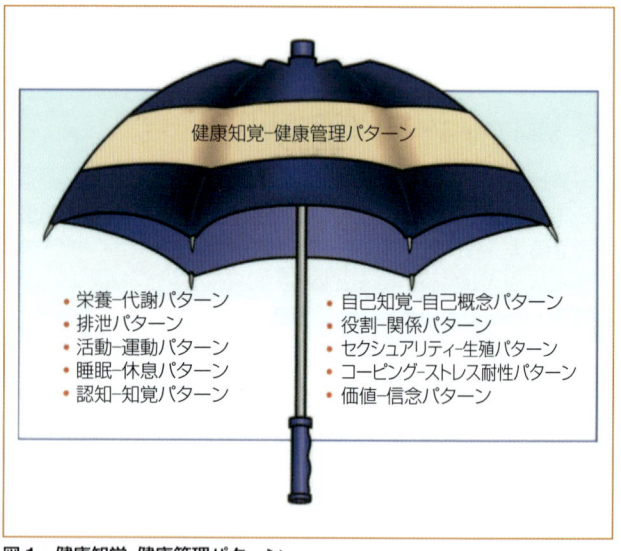

**図1　健康知覚-健康管理パターン**

このパターンでは，個人，家族，コミュニティの，健康上の心配事について確認する．それによって，アセスメントすべき領域を把握できる．

## パターンの重要性

個人，家族，コミュニティの健康知覚-健康管理パターンを

アセスメントする理由は以下のとおりである．
- 患者が自分の状態をどのように理解しているのか確認し，疾患，治療，健康上のリスク管理に関して誤解していることがあれば明らかにする．
- 指示されている治療・療養計画の不履行とその理由を特定する．

内服治療を受けている50％以上の人が処方どおりに内服していないという大規模調査の結果がある．
- 健康教育の必要性を明らかにする．
- 健康行動と家族内のヘルス・プロモーションに対する価値観を特定する．
- 地域保健サービス，患者が健康教育プログラムを利用しやすいかどうか，保健医療機関，安全に関するプログラムを特定する．

## A 個人のアセスメント

健康知覚-健康管理パターンは，患者個人が認識している健康と安寧のパターン，健康管理の方法を表している．自分の健康状態についての個人の認識，そのことと現在の活動や今後の計画との関連性を含む．また，健康-リスク管理と一般的なヘルスケア行動も含む．

たとえば，
- 安全対策
- 心理的および身体的なヘルス・プロモーション活動の継続
- 同意済みの医師や看護師からの指示が守れるか
- フォロー・アップのケア

### リスクの高い個人

この領域の問題に対してリスクが高い人もいる．以下の特徴をもつ個人をアセスメントしているときは，手がかりに注意する．
- 疾病失認識

- 病弱感
- 認知障害
- 言葉の壁
- 視覚障害あるいは聴覚障害
- 複雑な治療計画
- 高齢者，特に感覚障害を伴う場合
- 保健医療政策や健康関連サービスに対する知識不足
- ケア提供者との非治療的な関係

アセスメントでは個別のアプローチが不可欠になる．それぞれの文化，職業集団，年齢層にみられる問題や懸念事項は，各集団の研究調査結果から明らかにできる．

## アセスメント項目

### ○ 看護歴
- 全般的な健康状態は？
- 該当時：健康を維持するために行っている最も大切なことは？
- アレルギーは？
- 疾病があれば，
    - □ 症状を自覚したときにとった行動・処置は？　それは効果があったか？
    - □ 今回の病気の原因は何だと思うか？
    - □ 内服中の薬は？　薬品名は？　量は？　内服時間は？
        - 内服あるいは使用上の問題は？
        - 効果を感じているか？
        - 持参しているか？
- 薬草（ハーブ）や民間療法を使うか？
- 過去1年間に風邪を引いたか？
- 仕事や学校を1週間以上休んだか？
- 乳房の自己検診を毎月実施しているか？　前立腺のスクリーニングは受けているか？　骨密度検査は？　大腸内視鏡検査は？
- ハイリスク集団の場合

□風邪や肺炎の予防接種は？
　　□破傷風の予防接種は？
　　□肝炎は？
　　□年齢に応じた予防接種は？
- 喫煙は？　習慣性の薬物は？　飲酒は？　最後に飲酒したのはいつか？
- 過去1年以内に，家庭や職場や運転中の事故は？　シートベルトは着用しているか？
- 過去1年以内に転倒転落は？（転倒転落を評価する際は，「転倒転落因子チェックリスト」を参照☞34頁）
- これまで，医師や看護師からの健康管理についての指示に問題なく従えたか？
- 該当時：ここにいる間（入院中）一番大切なことは何か？
　看護師が手助けできることがあるか？

## ○ 診察
- 全般的な外見

　ノンアドヒアランスとノンコンプライアンスに関してのより詳細なアセスメントには，「内服薬と治療の自己管理アセスメントチェックリスト」（☞32頁）を使う．

## 診断カテゴリー

　以下のNANDA-I分類法Ⅱ（2007）からの看護診断は，個人に関する診断的判断である．下線部は著者が提案している診断であり，まだNANDA-Iには承認されていないが，臨床的有用性を確認している（Gordon, 2006）．
- 健康探求行動（明記する）：（健康状態の安定している人が）より高いレベルの健康を目指そうと，自分の健康習慣や環境を変える方法を積極的に探求すること（訳者注：NANDA-I分類法Ⅱ 2009-2011では削除された）．
- リスク傾斜健康行動：自分のライフスタイル／行動を健康状態の変化に合わせて変容できないこと．
- 非効果的健康維持 Ineffective Health Maintenance（明記す

A. 個人のアセスメント

る）Ineffective Health Maintenance：基本的な健康習慣がわからない，自己健康管理ができない，健康を維持するための援助が求められないこと．
- 非効果的自己健康管理（領域を明記する）：疾患治療プログラムや後遺症治療プログラムの日常生活への組み入れと調整が，掲げた健康目標（内服，活動，その他の治療計画，あるいはヘルス・プロモーション，疾病予防を特定する）に到達していないパターン．
- 非効果的自己健康管理リスク状態（領域を明記する）：疾患治療プログラムや後遺症治療プログラムの日常生活への組み入れと調整が困難となる危険因子のある状態．
- 自己健康管理促進準備状態：疾患治療プログラムや後遺症治療プログラムの日常生活への組み入れと調整が，掲げた健康目標に到達するには十分で，さらに強化されるパターン．
- 効果的治療計画管理：疾患治療プログラムや後遺症治療プログラムの日常生活への組み入れと調整が十分で満足できるパターン（訳者注：NANDA-I 分類法 II 2009-2011 では削除された）．
- ノンコンプライアンス（領域を明記する）：説明を受けたうえでの決断や治療的目標に到達したいという意思表示後の治療計画不履行（内服薬や治療計画，食事処方，症状の観察と報告，フォローアップ・ケア，健康増進行動を特定する）．
- ノンコンプライアンス・リスク状態（領域を明記する）Risk for Noncompliance：説明を受けたうえでの決断や治療的目標に到達したいという意思表示後に，治療計画不履行への危険因子のある状態．
- 汚染：健康に有害な影響を及ぼす量の環境汚染物質への曝露．
- 汚染リスク状態：健康に有害な影響を及ぼす量の環境汚染物質に曝露する危険性の高い状態．
- 免疫能促進準備状態：感染性疾患への予防接種が，地方・全国・あるいは国際的標準を満たし，個人・家族・コミュニティを防護するのに十分であり，さらに強化される力をもっているパターン．

- **感染リスク状態（タイプを明記する）**：病原微生物の侵入する危険が増加している状態（呼吸器，尿路，皮膚を特定する）．
- **身体損傷リスク状態**：適応力や防御力と環境条件との相互作用によって，損傷を引き起こす危険因子のある状態．
- **身体外傷リスク状態**：創傷，熱傷，骨折など，不慮の組織損傷を引き起こす危険因子のある状態．
- **転倒転落リスク状態**：身体を傷つけるような転倒転落を起こしやすい状態．
- **周手術期体位性身体損傷リスク状態**：周手術期の環境的状況のために，損傷を引き起こす危険因子のある状態．
- **中毒リスク状態**：中毒を起こしうる量の薬物あるいは危険物に，事故被曝（摂取）する危険因子のある状態．
- **窒息リスク状態**：吸入に必要な空気が突発的に遮断される危険因子のある状態．
- **非効果的抵抗力（明記する）**：疾患や損傷のような内的脅威，あるいは外的脅威に対して自己防御する能力が低下している状態．
- **エネルギーフィールド混乱**：存在している人をとりまくエネルギーの流れが破綻し，身体や心，あるいはスピリチュアリティに不調和の生じている状態．

## B 家族のアセスメント

家族のアセスメントは家族全員を考慮に入れる．家族の以下の認識を含む．
- 現在の健康と安寧
- 健康リスクと疾病の管理
- 年齢相応の予防摂取
- 医療サービスの利用

### リスクの高い家族

この領域の問題に対してリスクが高い家族もある．以下の特

徴をもつ家族やグループをアセスメントしているときは，手がかりに注意する．
- 欠席あるいは欠勤パターンの経歴
- 低所得
- 健康保険に未加入
- 住宅費が高い，あるいは大勢で住んでいる

## アセスメント項目

### 看護歴
- ここ数年の家族の全般的な健康状態は？
- 過去1年間に家族の誰かが風邪を引いたか？
- 仕事や学校を1週間以上休んだか？
- 健康を維持するために家庭で行っている最も大切なことは？ それは健康に効果があるか？（民間療法を含む）．
- 家族の予防接種状況は？（成人と子どもの摂取状況を調べる）
- かかりつけ医がいるか？ 受診する頻度は？ 成人は？ 子どもは？
- 子どもがいる場合：医薬品や洗浄剤の保管方法は？ 医薬品の処理は？
- 家の中に小さな敷物はあるか？ ほかに危険な物は？
- 過去1年間に，家庭や職場や運転中の事故は？
- これまで，医師や看護師からの提案を実施するのは簡単だったか？
- ほかに家族の健康で気がかりなことは？

### 診察
- 家族の全般的な外見
- 家族の安全上に問題のある家屋と庭
- 該当時：医薬品の保管，ベビーベッド，ベビーサークル，調理台，小さな敷物，その他の安全上の問題

綿密な家庭の安全対策アセスメントには，「家庭環境安全チェックリスト」を使う（☞33頁）．

### 診断カテゴリー

以下の NANDA-I 分類法 II（2007）からの看護診断は，家族に関する診断的判断である．
- **非効果的家族治療計画管理**：疾患治療プログラムや後遺症治療プログラムの家族プロセスへの組み入れと調整が，掲げた健康目標に到達していないパターン．

## C コミュニティのアセスメント

コミュニティは個人や家族の健康管理に向けた取り組みを支援する．アセスメントはコミュニティが提供しているサービスの適切性に焦点を当てる．

たとえば，
- 健康教育プログラムと活動
- 病院，診療所，その他の関連機関
- 公衆衛生と将来計画
- 学校保健プログラム

### リスクの高いコミュニティ

この領域の問題に対してリスクが高いコミュニティもある．以下の特徴をもつコミュニティをアセスメントしているときは，手がかりに注意する．
- コミュニティの予算不足
- 感染症の歴史
- 重工業地域

### アセスメント項目

以下はこのパターンのアセスメントに推奨する項目である．

## ○ 看護歴 (コミュニティの代表者)[注1]

- コミュニティの健康および安寧のレベルを、5段階スケール（5が最も高いレベルの健康と安寧）を使って表すと？
- 大きな健康問題は？　特定の集団で発生しているのか？
- 移民や伝統的文化をもつ高齢者など、健康習慣に影響する集団的な文化パターンが地域内にあるか？
- 住民は保健医療サービスを利用しやすいと思っているか？
- 特殊な保健サービスや予防プログラムの必要性は？
- 住民は消防、警察などの安全サービスが十分だと思っているか？
- 大気、土壌、水、食品汚染の心配は？

## ○ 診察 (観察およびコミュニティの記録)

- 疾病率、死亡率、寿命、障害発生率（適切ならば、年齢層、性別ごと）
- 事故発生率（適切ならば、地域ごと）
- 道路状況
- 保健医療機関（適切ならば種類、年齢層ごと）
- 老人ホームの安全記録、看護・介護者-居住者比率および転倒転落などの統計を含む.
- 院内感染発生率
- 公衆衛生の基準
- 学校、飲食店、病院などでの食品取り扱い
- 公衆トイレ施設
- 現在進行形のヘルス・プロモーション／予防プログラムとその利用状況
- 人口に対する医療職者の割合
- 医療保険加入者の割合
- 飲酒年齢に関する法律
- 麻薬、飲酒運転での検挙者統計
- HIV、AIDS、その他の性感染症、肺結核の発生率

---

注1) コミュニティ代表者：住人、家庭やスーパーマーケットで調査を行った家族、地域保健機関の職員、保健衛生部門の担当者.

### 診断カテゴリー

以下のNANDA-I分類法II（2007）からの看護診断は，コミュニティに関する診断的判断である．
- **非効果的地域社会治療計画管理**（領域を明記する）：疾患治療プログラムや後遺症治療プログラムのコミュニティ・プロセスへの組み入れと調整が，掲げた健康目標に到達していないパターン（訳者注：NANDA-I分類法II 2009-2011では削除された）．

## D アセスメントのコツ

- 健康知覚と健康管理に影響する文化的あるいは宗教的価値観や信念を考慮する．
- 判断には常に，文化的ステレオタイプではなく，アセスメント・データを使う．
- 患者が自分の心配事を表出できるように自由回答式の質問を使う．
- 自由回答式の質問が，その他のパターンでアセスメントすべき問題を引き出すこともある．その場合，患者の心配事は重要であり，あとでその話題を取り上げることを伝える．ただし例外として，激しく感情的な懸念事項はそのときに話を聴いたほうがよい．
- 処方された内服薬の点検は，一方的にならないように，やんわり行う．「内服薬を調べてみましょう．それぞれいつ何錠ずつ内服されるのか教えてください」
- 健康管理パターンの綿密なアセスメントをいつ行うのかを判断する．患者がヘルス・プロモーションについて考える準備ができたときを見極める．それは初会面接時であるかもしれないし，そうでないかもしれない．
- 自身の疾患と健康について患者に説明する機会を与える．知るべきことは患者がどのように認識しているかである．それによって誤解を修正することができる．
- ノンアドヒアランスに関する研究によると，かなりの割合の

人が服薬を忘れ，処方されている量よりも少ない量を内服し，症状が緩和すると内服を止めている．治療へのアドヒアランスあるいは医師や看護師からの指示へのアドヒアランスについて，情報を引き出すようにする．指示どおりにできていなくても，なかなかそれを認められない人もいることを覚えておく．なぜそうなのか，一方的にならないように，やんわりと調べる．

- 入院中，患者が自分の内服薬や治療を管理できない，あるいは許可されていないときに看護診断【ノンコンプラアンス】を使用してはならない．アセスメントで引き出したノンプライアンスの前歴は，ノンコンプライアンス・リスク状態あるいは非効果的自己健康管理リスク状態の危険因子の1つとして使う．
- 看護診断【感染リスク状態】を使用するときは，介入の選択に役立てるために，呼吸器，皮膚，尿路，出産，あるいは創部の感染のどれかを特定する．

## E 詳細アセスメント・ツール

### 内服薬と治療の自己管理アセスメントチェックリスト

あなたの生活上，薬の内服や，勧められていることを実行するのを困難にしている原因は何ですか？　該当するものすべてにチェックしてください．

- □指示が紛らわしい
- □薬が多すぎる
- □時間の都合が悪い
- □宗教的信条と対立する
- □飲み忘れる薬がある
- □症状が消えたので，もう内服しなくていい
- □薬局に行って処方してもらうのが負担である
- □あまり効き目がなかった
- □自分は健康のことばかり考えていると人にいわれる
- □薬を飲むと胃の調子が悪くなる

□薬を買うお金がないときがある
□自分の文化ではやらない治療方法だ
□医師／看護師に問題を話しにくい
□自己注射の仕方を覚えるのは難しい
□家族の日課を邪魔することをわかってもらえない
□薬を飲むと妙な気持ちがする
□忙しいので，いつも覚えていられない

## 家庭環境安全チェックリスト

該当するものすべてにチェックしてください．
□固定してない絨毯や小さな敷物
□滑りやすい床
□ちらかった床
□薄暗い照明の室内
□数回分の食器が積み重なっている流し台
□障害物がある階段，床，通路
□壊れた，グラグラする階段の手すり
□ワックスのかかった床
□グラグラする，キャスターつきのいす
□滑り止め設備のない風呂場／シャワー室
□手すりのない風呂場／シャワー室
□割れた皿やコップの使用
□薄くて擦り切れている鍋つかみの使用
□固定してない電気コード
□擦り切れた電気コード
□過負荷のヒューズ・ボックス
□故障した電気プラグ
□カバーのない開放型の電気プラグ（幼児）
□安全に保管されていない医薬品（幼児）
□故障している電化製品
□寝室付近に煙探知器がない
□一酸化炭素検知器がない
□刃を覆わずに保管されている包丁

E．詳細アセスメント・ツール

- ☐ 鍵のかかっていない場所に保管された拳銃と銃弾
- ☐ 家庭に保管されている古い油性ペンキ
- ☐ 換気設備のない場所での石油ストーブ使用
- ☐ 不適切に保管されている可燃物や腐食物(マッチ,油まみれのぼろ切れ)
- ☐ 安全でない窓の周辺(幼児)
- ☐ 屋根から下がった大きなツララ
- ☐ 氷や雪を片づけてない通路

〔NANDA International, pp232–233, 2007 より〕

## 転倒転落因子チェックリスト

転倒転落は病院でも家庭でも危険です.リスク因子をアセスメントすることで,転倒転落の危険性がわかります.該当するものすべてにチェックしてください.

- ☐ 年齢65歳以上
- ☐ 転倒転落の経験
- ☐ 補助具の使用(歩行器,杖)
- ☐ バランス障害
- ☐ 可動性障害
- ☐ 足の神経血管系の問題
- ☐ 倦怠感,睡眠不足
- ☐ 切迫感(排便,排尿)
- ☐ 視力の問題
- ☐ 混乱,認知症
- ☐ 飲酒
- ☐ 鎮静作用のある薬剤使用
- ☐ 雑然とした環境
- ☐ 薄暗い照明の室内
- ☐ 滑り止め設備のない風呂場/シャワー室
- ☐ 絨毯やマット
- ☐ 気象条件(氷,雪)
- ☐ 不慣れな部屋

〔NANDA International, pp79–80, 2007 より〕

# 4 栄養−代謝パターン

　食物は体の代謝過程に必要な燃料を供給する．代謝過程は細胞の維持と再生，あるいは特殊な細胞機能に必要なエネルギーを産生する．

　栄養−代謝パターンは，幼児期から成人期まで発展し，多くの因子の影響を受ける．

- 民族的伝統や家族の栄養パターンは，食べ物の好き嫌いを左右する．
- よい体験あるいは嫌な経験が特定の食べ物に伴うことがある．
- ラジオやテレビは食べ物に対する考え方や態度を形づくる．
- コミュニティ資源は食べ物の入手しやすさを左右し，規制は食べ物の質に影響する．

## パターンの重要性

- このパターンの不足や欠乏によって，便秘，皮膚の損傷，倦怠感などのほかの領域の問題が説明できる．たとえば，水分と食物繊維の摂取不足は，排便の問題につながる．
- 代謝は液状媒体の中で起こるので，水分摂取が重要になる．喉の渇きは水分の必要性を示す最初の信号である．加齢によってこの信号が効果的に働かなくなる．気温が高い時期には，脱水予防に向けた水分摂取のアセスメントが重要になる．
- 看護師はやせすぎや肥満の患者に対応することが多い．やせすぎの患者は重度の栄養不足である可能性があり，肥満の患者は，高血圧，糖尿病，整形外科的問題，職場での問題，自尊心の問題，ボディイメージの問題を抱える傾向にある．
- 感染に対抗する防御の最前線が皮膚である．褥瘡ができる危

険性のある患者の特定や,皮膚のトラブルの発見は,感染予防のうえで重要になる.
- 化学療法,たんぱく質やビタミン不足,脱水などによって細胞レベルの代謝に障害があると,皮膚の感染や損傷が繰り返し発生しやすくなる.
- コミュニティは消費者を保護するために,食品加工,食品の取り扱い,冷凍での食品運搬,食品保管,飲食店に関する規制を整備する必要がある.
- 家庭での安全な食品の取り扱いと調理は,感染予防に重要である.

## A 個人のアセスメント

個人のアセスメントでは,食物と水分の摂取と活用に焦点を当てる.項目は以下のとおり.
- 典型的な1日の栄養摂取
- 摂取するスナック類の種類
- 食事時間
- 摂取する食物と水分の内容
- 食べ物の好き嫌い
- 栄養補助食品,ビタミン剤,ミネラル剤などのサプリメント
- 皮膚の状態

比較的,細胞の新陳代謝は速いため,皮膚の状態は身体組織への栄養供給を表すよい指標になる.歩行できない患者の場合,骨の突出部には特に注意する必要がある.

水分や主要食品群の摂取が適切かどうかは,代謝の必要性に応じて判断する.身長,体重,体格指数(BMI),ウエスト対ヒップ比をアセスメントする.

## リスクの高い個人

この領域の問題に対してリスクが高い人もいる.以下の特徴をもつ個人をアセスメントしているときは,手がかりに注意する.

- 嚥下困難
- 調理ができない
- 拒食症
- 経済的貧困
- 虫歯と歯の欠損
- 化学療法に伴う悪心
- 座りがちな活動レベル
- 正常に機能していない食事パターン
- 栄養必要量に関する知識不足
- 生活上のストレス
- 体が動かせない状態あるいは絶対安静
- ビタミン不足

## アセスメント項目

### ○ 看護歴
- 1日の典型的な食物摂取量は？（食品群は図2を参照）
- サプリメントは？ ビタミン剤は？ どんなスナック類をいつ摂取しているか？
- 体重は安定しているか？ 体重の増減はあるか？ それはどれくらい？ 身長は縮んでいるか？ それはどれくらい？
- 食欲はあるか？
- 食事時の不快感は？ 咀嚼や嚥下の問題は？
- 食べ物の逆流は？
- 食事制限は？ 食事制限を守れるか？
- 該当時：授乳は母乳か？
- 1日の典型的な水分摂取は？
- 皮膚の傷が治りやすい、治りにくい？
- 皮膚の問題：病変箇所は？ 乾燥しているか？
- 口の乾燥は？
- 歯の問題は？ 歯茎からの出血は？ 歯科受診の頻度は？

A. 個人のアセスメント

○ **診察**
- 体温
- 骨突起部：皮膚の損傷は？（褥瘡がある場合,「褥瘡のステージ」参照☞47頁）
- 病変・損傷部位は？ 色は？
- 皮膚：正常？ 乾燥している？ 潤っている？
- 青あざは？
- 足首の浮腫は？ 指輪はきつい？
- 口腔粘膜：色？ 湿潤度？ 損傷部位？
- 歯と歯茎：（全般的な外観は？ 歯並びは？ 義歯は？ 虫歯は？ 歯の欠損は？）
- 体重, 身長は？
- 体格指数（BMI）は？（☞48頁）
- ウエスト対ヒップ比は？（☞46頁）
- 経静脈あるいはその他の栄養法は？（タイプを明記する）

## 食物ガイドピラミッド

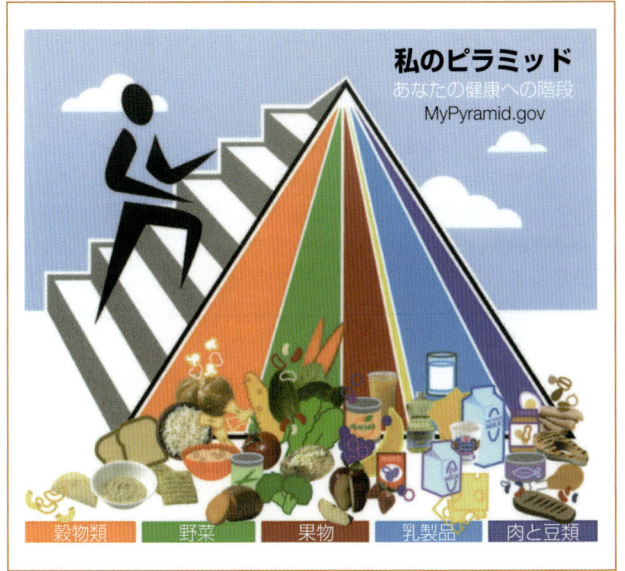

**図2　私のピラミッド**

## 診断カテゴリー

　以下の看護診断は，NANDA-I分類法II（2007）に含まれる個人に関する診断的判断である．下線部は著者が提案する診断であり，まだNANDA-Iには承認されていないが，臨床的有用性を確認している（Gordon, 2006）．

- 気力体力減退（成人）：身体的側面および認知的側面の進行性の機能低下（医学的治療には反応しない多臓器疾患と関係するが，早期に状態が診断されれば心理社会的看護介入に反応する）．
- 栄養摂取消費バランス異常：必要量以上，または**外因性肥満** Exogenous Obesity：代謝必要量を上回る栄養摂取．
- 栄養摂取消費バランス異常リスク状態：必要量以上，または

<u>肥満リスク状態 Risk for Obesity</u>：代謝必要量を上回る栄養摂取になる危険因子のある状態．

- **栄養摂取消費バランス異常**：必要量以下，または<u>栄養不足 Nutritional Deficit（タイプを明記する）</u>：代謝必要量を下回る栄養摂取量．
- **栄養促進準備状態**：代謝ニーズを満足させるには十分で，さらに強化する力をもっている栄養摂取パターン．
- **母乳栄養中断**：授乳時に乳児に乳首をふくませることが困難あるいは不適切な結果として起こる，母乳栄養過程の中断．
- **非効果的母乳栄養**：母乳栄養過程で，母親または乳児が，不満足あるいは困難を経験している状態．
- **効果的母乳栄養**：母子双方とも／家族に，十分な母乳栄養過程の習熟がみられ，満足している状態．
- **嚥下障害（非代償性 Uncompensated）**：液体あるいは固形物を，口から胃へ自発的に通過させる能力の減退．
- **悪心**：のどの奥，心窩部，あるいは腹部全体に感じる不快な波状感覚で，嘔吐を引き起こす場合とそうでない場合がある．
- **誤嚥リスク状態**：消化器分泌物，口腔咽頭分泌物，または固形物や液体が，気管−気管支に入る危険のある状態．
- **口腔粘膜障害**：口唇および口腔内軟部組織の破綻．
- **歯生障害**：歯の発達，歯の萌出パターン，または個々の歯の構造的完全性の破綻．
- **体液量平衡異常リスク状態**：血管内，組織間，または細胞内の体液が，減少・増加，あるいは急激に区間移動する危険がある状態．
- **体液量過剰**：等張性の体液貯留の増加．
- **体液量不足**：血管内，組織間，または細胞内の体液が，個人の正常範囲以下に減っている状態（ナトリウム量が変化しない，脱水−水分喪失をいう）．
- **体液量不足リスク状態**：体液量減少となる危険因子がある状態（血管内，組織間，または細胞内の脱水）．
- **体液量平衡促進準備状態**：体液量と体液化学組成間の均衡パターンが，身体的ニーズを満足させるには十分で，さらに強

化する力をもっている.
- **皮膚統合性障害**：表皮または真皮の破綻.
- **皮膚統合性障害リスク状態**，または**皮膚損傷リスク状態** Risk for Skin Breakdown：皮膚の潰瘍あるいは剝脱につながる危険因子がある状態.
- **組織統合性障害**（タイプを明記する）：粘膜または角膜，外皮，あるいは皮下組織への損傷（組織と損傷のタイプを明記する）.
- **褥瘡 Pressure Ulcer**（ステージを明記する）：長期間の臥床や座位に関連した皮膚統合性の破綻で，たいていは骨突出部に生じる.
- **ラテックスアレルギー反応**：天然ラテックスゴム製品に対するアレルギー反応.
- **ラテックスアレルギー反応リスク状態**：天然ラテックスゴム製品に対してアレルギー反応の危険がある状態.
- **非効果的体温調節機能**：低体温と高体温の間での体温変動.
- **高体温**：正常範囲よりも高い体温.
- **低体温**：正常範囲よりも低い体温.
- **体温平衡異常リスク状態**：体温を正常範囲内に保てなくなる危険因子がある状態.
- **肝機能障害リスク状態**：肝機能障害の危険がある状態.
- **血糖不安定リスク状態**：血糖値が正常範囲外に変動する危険がある状態.

## B 家族のアセスメント

　食物の選択と調理の文化的パターンは，幼いときに家庭のなかで学ぶ．多くの場合，個人の治療でも，家族のパターンをアセスメントする必要がある．アセスメントには以下を含む．
- 家族の食物と水分摂取パターン
- 食事時間と家族全員の存在，あるいは同席する家族メンバー
- 食事中の会話
- 食事制限や関連する問題
- 食事配達などの支援サービス活用

■食料配給券の必要性（該当する状況であれば）

## リスクの高い家族

この領域の問題に対してリスクが高い家族もある．以下の特徴をもつ家族やグループをアセスメントするときは，手がかりに注意する．
- 低収入
- 1日の栄養所要量についての知識不足
- インスタント食品を頻繁に使う食事

## アセスメント項目

### ○ 看護歴
- 家族の1日の典型的な食物摂取量は？（食品群は図2を参照）
  - □サプリメント，ビタミン剤やスナック類の種類は？
- 家族の1日の典型的な水分摂取は？
  - □サプリメント，果物ジュース，ソフトドリンク，コーヒーは？
- 家族メンバーに食欲の問題があるか？
- 成人と子どもそれぞれの歯科受診の頻度は？
- 家族メンバーに皮膚の問題は？　病変箇所，切り傷，擦り傷の治りにくさは？

### ○ 診察
機会があれば以下をチェックする．
- 食料庫内の食品の種類は？
- 冷蔵庫内の食品と温度は？
- 食事の支度方法は？
- 食事の内容は？

## 診断カテゴリー

このパターンでは特定されている家族の診断はない．

## C コミュニティのアセスメント

コミュニティが以下を行うことで，手ごろな価格で健康的な食料が入手できる．
- 地域への食料品店の出店の促進
- 食料品店とレストランの衛生管理の保証
- 食料品店とレストランでの食品の適切な冷蔵の保証

どのような食料が購入されているのかは，慌しい夕方の時間帯にスーパーマーケットで観察すると情報を得やすい．コミュニティは，食料配給券の受け入れを商店に働きかけたり，外出できない人への食事配達サービスの開始を呼びかけたりする．

コミュニティの適切性は，以下を実施しているかに注目してアセスメントする．
- 衛生的な水と食料の確保
- 福祉計画やコミュニティ教育を通じての，個人や家族の栄養不足の予防
- 住民の栄養面でのニーズの評価

### リスクの高いコミュニティ

栄養に関する問題に対してリスクが高いコミュニティもある．以下の特徴をもつコミュニティをアセスメントしているときは，手がかりに注意する．
- （栄養プログラムに必要な）資金不足
- （食品取り扱い，冷蔵法に関する）不十分な規制
- （食料品店，水道，レストラン，屋台への）不十分な査察あるいは監督

## アセスメント項目

以下はコミュニティのアセスメント項目を示している．データから問題が疑われる場合は，もっと詳細なアセスメントが必要である．さらなるアセスメントは，アセスメント・データから疑われる診断によって導かれる．

○ **看護歴**（コミュニティの代表者）
- 一般的に，住民の栄養状態はよいか？　子どもは？　高齢者は？
- 低所得者に対する食料支援プログラムは？
- 学校給食は？
- この地理的地域の食料の相場価格は所得に対して適当か？
- 歯の問題が多いか？　歯科受診の頻度は？
- 商店はたいていの住民が利用できるか？
- 外出できない人々への食事配達サービスは？
- 水道水の供給と水質は？　水質検査サービスは？
- レストランへの食品監視体制は？
- 該当時：水道使用料は？　干ばつ時の規制は？　コミュニティの拡大で水不足の心配は？
- 光熱費をたいていの家庭が支払えるか？　支援プログラムは？

○ **診察**（観察およびコミュニティの記録）
- 全般的な住民の外見は？（栄養，歯，気候に合った服装か）
  - □子ども
  - □成人
  - □高齢者
- 購入する食料（会計・レジで観察する）
- 「ジャンク・フード」の自動販売機の設置状況，特に学校内
- 水道水の質は？
- レストランへの査察は？

### 診断カテゴリー

このパターンではコミュニティ診断はまだ特定されていない.

## D アセスメントのコツ

- 摂取状況のアセスメントには食物ガイドピラミッド（図2 ☞ 39頁）の食品群を使う．問題がある場合，特定の栄養分の計算はあとで行えばよい．
- 摂取量が必要量よりも少ない場合，食事行動は，生物・心理・社会的-スピリチュアル現象であることを考慮する．
- 文化，宗教，地域における資源の有無といった環境要因が栄養パターンに影響することを覚えておく．また，家族要因やコミュニティ要因は，摂取する食物の種類にプラスにもマイナスにも影響する．これらをアセスメントする．
- 肥満患者は，医療の現場で偏見をもたれがちである．太り気味あるいは肥満の患者をアセスメントする際には十分に配慮する．
- 寝たきり状態の患者では，骨突起部の皮膚の状態をよく観察する．褥瘡があれば，状態を進行度ステージで示す．毛細血管圧を超える持続的圧迫は，皮膚の損傷につながる．
- アセスメント中に損傷箇所を見つけたら，部位，最初に気づいたのはいつか，大きさ，深さ，浸出液，感染の徴候をアセスメントする．損傷については初回（入院時）にアセスメントして明確に記録しておけば，治療のアウトカムを判定するのに必要なベースライン（基準値）として活用できる．

表皮に問題がなくても，骨突起部上の痛みや不快感の訴えは，深部組織の損傷の手がかりである可能性もある．

- 歩行できない患者の場合（病院でも家庭でも），踵をよく調べる．患者がベッド内で動くとき，踵部を完全に除圧することは難しい（Wong & Stotts, 2003）．

- 高齢者居住地区や老人ホームでは特に，栄養失調を注意深くアセスメントする．栄養不良は免疫反応を抑制し，感染に対する抵抗力を弱める．高齢者の多くに栄養失調や脱水の危険性があるという報告もある．
- 入院中の患者でも低栄養状態のアセスメントは必要である．検査や手術目的で絶食が長引いている患者は，特にリスクが高い．

## E 詳細アセスメント・ツール

### ウエスト対ヒップ比

ウエスト対ヒップ比は循環器系のリスクを見つけ出すのに使われる．ウエストサイズをヒップサイズで割って計算する．

- ウエストは，男性は臍の高さで，女性は腰骨の最上部と肋骨の中間当たりで測定する．
- ヒップは，男性は腰骨の最上部で，女性は腰と殿部の間の最も大きい部位で測定する．
- ウエスト対ヒップ比は，一番細い部位のウエストサイズを一番太い部位のヒップサイズで割る．
  - 基準値は，女性が 0.8 以下，男性が 1.0 以下．
  - 女性で 0.85 以上，男性で 0.90 以上はリスクが高い．胴囲が女性で 85 cm（35 インチ）以上，男性で 102 cm（40 インチ）以上は通常よりリスクが高い．

## 褥瘡のステージ

褥瘡は，皮膚あるいは下部組織への局所的な損傷と定義され，圧迫あるいは，ずれと摩擦と圧迫の組み合わせの結果，骨突起部上に起こる．褥瘡には4つのステージがある（表1）．

**表1　褥創のステージ**

| ステージ | 解説 |
| --- | --- |
| I | 骨突起部上の損傷のない皮膚で，指で押しても消えない局所的紅斑．色素の濃い皮膚では指で押しても変化は見えにくいが周辺の皮膚とは色合いが異なることがある． |
| II | 痂皮のない，赤からピンク色の，浅い，開放型潰瘍として表れる．真皮層の部分的な損失．血漿水が含まれる水疱，あるいは水疱が開放破裂している場合もある． |
| III | 組織全層の損失．皮下脂肪が露出していることもあるが，骨，腱，筋肉は露出していない．痂皮が存在することもあるが，組織損傷の深度を隠すものではない．穿掘やトンネル現象が起こっていることもある． |
| IV | 骨，腱，筋肉の露出を伴う組織全層の損失．部分的に痂皮や焼痂が認められることもある．穿掘やトンネル現象が起こっていることが多い． |

基部が痂皮や焼痂で覆われている潰瘍は，ステージ分類はできないと考えられている．
〔Anderson, Langemo, Hanson, Thompson, and Hunter, 2007 より〕

## 体格指数（BMI）（ヤード・ポンド法とメートル法）

体格指数（BMI）は健康に向けた最適体重の指標である．自分の体重と身長の値の交差部分がBMIである．成人では，BMIが19～24の人は，BMIが25～29の人よりも心臓病や糖尿病などの疾患のリスクは低い．BMIが30以上あると肥満関連の疾患のリスクが高くなる（図3）．

〔National Institute of Health，NHLBI Clinical Guidelines on Overweight and Obesity, June 1988. www.nhlbi. nih.gov/guidelines〕

身長（フィート・インチ）

| 体重（ポンド） | 5′0″ | 5′1″ | 5′2″ | 5′3″ | 5′4″ | 5′5″ | 5′6″ | 5′7″ | 5′8″ | 5′9″ | 5′10″ | 5′11″ | 6′0″ | 体重（キログラム） |
|---|---|---|---|---|---|---|---|---|---|---|---|---|---|---|
| 100 | 20 | 19 | 18 | 18 | 17 | 17 | 16 | 16 | 15 | 15 | 14 | 14 | 14 | 45 |
| 105 | 21 | 20 | 19 | 19 | 18 | 17 | 17 | 16 | 16 | 16 | 15 | 15 | 14 | 47 |
| 110 | 21 | 21 | 20 | 19 | 19 | 18 | 18 | 17 | 17 | 16 | 16 | 15 | 15 | 50 |
| 115 | 22 | 22 | 21 | 20 | 20 | 19 | 19 | 18 | 17 | 17 | 17 | 16 | 16 | 52 |
| 120 | 23 | 23 | 22 | 21 | 21 | 20 | 19 | 19 | 18 | 18 | 17 | 17 | 16 | 54 |
| 125 | 24 | 24 | 23 | 22 | 21 | 21 | 20 | 20 | 19 | 18 | 18 | 17 | 17 | 57 |
| 130 | 25 | 25 | 24 | 23 | 22 | 22 | 21 | 20 | 20 | 19 | 19 | 18 | 18 | 59 |
| 135 | 26 | 26 | 25 | 24 | 23 | 22 | 22 | 21 | 21 | 20 | 19 | 19 | 18 | 61 |
| 140 | 27 | 26 | 26 | 25 | 24 | 23 | 23 | 22 | 21 | 21 | 20 | 20 | 19 | 63 |
| 145 | 28 | 27 | 27 | 26 | 25 | 24 | 23 | 23 | 22 | 21 | 21 | 20 | 20 | 66 |
| 150 | 29 | 28 | 27 | 27 | 26 | 25 | 24 | 23 | 23 | 22 | 22 | 21 | 20 | 68 |
| 155 | 30 | 29 | 28 | 27 | 27 | 26 | 25 | 24 | 24 | 23 | 22 | 22 | 21 | 70 |
| 160 | 31 | 30 | 29 | 28 | 27 | 27 | 26 | 25 | 24 | 24 | 23 | 22 | 22 | 72 |
| 165 | 32 | 31 | 30 | 29 | 28 | 27 | 27 | 26 | 25 | 24 | 24 | 23 | 22 | 75 |
| 170 | 33 | 32 | 31 | 30 | 29 | 28 | 27 | 27 | 26 | 25 | 24 | 24 | 23 | 77 |
| 175 | 34 | 33 | 32 | 31 | 30 | 29 | 28 | 27 | 27 | 26 | 25 | 24 | 24 | 79 |
| 180 | 35 | 34 | 33 | 32 | 31 | 30 | 29 | 28 | 27 | 27 | 26 | 25 | 24 | 82 |
| 185 | 36 | 35 | 34 | 33 | 32 | 31 | 30 | 29 | 28 | 27 | 27 | 26 | 25 | 84 |
| 190 | 37 | 36 | 35 | 34 | 33 | 32 | 31 | 30 | 29 | 28 | 27 | 26 | 26 | 86 |
| 195 | 38 | 37 | 36 | 35 | 33 | 32 | 31 | 31 | 30 | 29 | 28 | 27 | 26 | 88 |
| 200 | 39 | 38 | 37 | 35 | 34 | 33 | 32 | 31 | 30 | 30 | 29 | 28 | 27 | 91 |
| 205 | 40 | 39 | 37 | 36 | 35 | 34 | 33 | 32 | 31 | 30 | 29 | 29 | 28 | 93 |
| 210 | 41 | 40 | 38 | 37 | 36 | 35 | 34 | 33 | 32 | 31 | 30 | 29 | 28 | 95 |
| 215 | 42 | 41 | 39 | 38 | 37 | 36 | 35 | 34 | 33 | 32 | 31 | 30 | 29 | 98 |
| 220 | 43 | 42 | 40 | 39 | 38 | 37 | 36 | 34 | 33 | 32 | 32 | 31 | 30 | 100 |
| 225 | 44 | 43 | 41 | 40 | 39 | 37 | 36 | 35 | 34 | 33 | 32 | 31 | 31 | 102 |
| 230 | 45 | 43 | 42 | 41 | 39 | 38 | 37 | 36 | 35 | 34 | 33 | 32 | 31 | 104 |
| 235 | 46 | 44 | 43 | 42 | 40 | 39 | 38 | 37 | 36 | 35 | 34 | 33 | 32 | 107 |
| 240 | 47 | 45 | 44 | 43 | 41 | 40 | 39 | 38 | 36 | 35 | 34 | 33 | 33 | 109 |
| 245 | 48 | 46 | 45 | 43 | 42 | 41 | 40 | 38 | 37 | 36 | 35 | 34 | 33 | 111 |
| 250 | 49 | 47 | 46 | 44 | 43 | 42 | 40 | 39 | 38 | 37 | 36 | 35 | 34 | 114 |
| 身長（センチメートル） | 150 | 152.5 | 155 | 157.5 | 160 | 162.5 | 165 | 167.5 | 170 | 172.5 | 175 | 177.5 | 180 | |

□やせすぎ　□適正体重　□太りすぎ　□肥満

図3　体格指数（BMI）（ヤード・ポンド法とメートル法）

# 5 排泄パターン

排泄は生理・心理・社会的な行動である．育児書では多くの頁を割いて排泄について解説し，子どもたちは以下の社会でのルールを学習する．
- 排泄する場所
- 社会的に定義された構造物を使うこと
- 排泄後の身体のケア
- プライバシーの尊重
- 排泄に関する話題が適切なときと不適切なとき

プライバシーと排泄のコントロール（自制）は心理的に重要である．失禁の問題を抱える成人をアセスメントする際には，この点に注意する．個人，家族，コミュニティの排泄と排泄物の処理に焦点を当ててアセスメントする．

## パターンの重要性

個人，家族，コミュニティで，このパターンのアセスメントが必要な理由は以下のとおりである．
- 摂取量と排出量の測定から，水分バランスの情報が得られ，水分貯留が判明することもある．
- 尿失禁や便失禁によって，不安，抑うつ，社会的孤立になることもある．排泄のコントロールを失うことは，しばしば「口には出さない症状 unvoiced symptom」とも表現されている．
- 65歳以上の成人女性の約1/3に失禁の問題がある．男性には少ない．60歳以下では，失禁の問題を抱える男女比は1：4である．60歳以上になると，男女比は1：2になる．成人の約10％に便失禁の問題がある．老人ホームに入所中の高齢者のほぼ半数に，排尿あるいは排便コントロールの問題

がある (Wyman, et al, 2004).
- 尿失禁や便失禁は皮膚を刺激するため,皮膚の損傷や潰瘍にもつながる.
- 下腹部や骨盤の手術によって尿閉が起こることがある.
- 排泄物の処理が不適切だと,家族内で感染が広がることもある.
- 産業界で排泄物の処理が不適切な場合には,空気や地下水の汚染につながることがある.

## A 個人のアセスメント

排泄とは,身体が水分や化学成分をコントロールし,代謝産物を排出することである.アセスメントでは以下に焦点を当てる.
- 大腸,膀胱,皮膚からの排泄
- 排尿と排便の規則性
- 尿と便の色,性状,量
- 習慣としていること,装置,排泄のコントロール方法など,機能を促進するために使う補助
- 大腸あるいは膀胱からの排泄の変化や障害

## リスクの高い個人

排泄の問題に対してリスクが高い人もいる.以下の特徴をもつ個人をアセスメントしているときは,手がかりに注意する.
- 骨盤底筋群の神経筋に変調のある高齢者
- 脊髄損傷
- 身体可動性障害
- 認知障害
- 神経系の変化を伴う糖尿病
- 多発性硬化症
- 前立腺切除術
- 前立腺の肥大
- 下腹部や骨盤の手術

- 多子出産経験の女性
- 放射線性膀胱炎

## アセスメント項目

### ○ 看護歴
- 排便パターン：頻度は？　性状は？　不快感は？
- コントロールの問題は？
- 意図しない便失禁が起こることは？（「大腸・膀胱コンチネンス分類」で大腸のコンチネンス（禁制）を示す☞56頁）
- 下剤の使用は？　ほかに規則性を維持する方法は？
- 排尿パターンは？（「大腸・膀胱コンチネンス分類」で膀胱のコンチネンス（禁制）を示す☞56頁）頻度は？
- トイレに行くまでに尿が漏れることは？
- くしゃみ，咳，笑ったときなどに，意図せずに尿が漏れることがあるか？　あれば，パッドの使用は？
- 発汗が多いか？　体臭の問題は？
- カテーテル，オストミー，吸引などの体腔からの排液は？

### ○ 診察
- 必要であれば：排泄物や排液の色，量，濃度を調べる．

## 診断カテゴリー

以下の看護診断は，NANDA-I 分類法Ⅱ（2007）に含まれる個人に関する診断的判断である．下線部は著者が提案する診断であり，まだ NANDA-I には承認されていないが，臨床的有用性を確認している（Gordon, 2006）．

- **便秘**：硬く乾いた便による排便困難または排便不全感を伴う排便回数の減少．
- **知覚便秘**：自己診断による便秘で，毎日排便があるように緩下剤，浣腸，坐薬を乱用している状態．
- **間欠的便秘パターン Intermittent Constipation Pattern**：病理学的状態のない，周期的に見られる硬く乾いた便．

A. 個人のアセスメント

- **便秘リスク状態**：硬く乾いた便による排便困難または排便不全感を伴う排便回数の減少の起こる危険因子のある状態.
- **下痢**：形を成さないゆるい便の排出.
- **便失禁**：不随意の便排出を特徴とする排便習慣の変化.
- **排尿障害**：排尿機能の障害.
- **機能性尿失禁**：通常なら自制できる人が，トイレに間に合わず，意図的でない排尿を避けられない状態.
- **反射性尿失禁**：膀胱内が一定量に達したときに，ある程度予測できる間隔で起こる，不随意の排尿.
- **溢流性尿失禁**：膀胱の過度の膨満と関連した不随意の排尿.
- **腹圧性尿失禁**：腹圧上昇によって起こる50mL以下の不随意の排尿.
- **切迫性尿失禁**：強い尿意の直後に起こる不随意の尿排出.
- **切迫性尿失禁リスク状態**：突然の強い尿意によって不随意の尿排出が起こる危険がある状態.
- **完全尿失禁**：持続的で予測できない排尿（訳者注：NANDA-I 分類法 II 2009-2011 では削除された）.
- **尿閉**：膀胱からの排泄が不完全.
- **排尿促進準備状態**：排尿機能パターンが，排泄ニーズを満足させるには十分で，さらに強化する力をもっている.

## B 家族のアセスメント

　家族の排泄パターンには，排泄物の処理と有害廃棄物と無害廃棄物の処理が含まれ，感染の危険がなく環境を汚染しない方法で実施する必要がある．アセスメントでは以下に焦点を当てる．

- 家庭ごみの処理
- 人間とペットの排泄物の処理，台所やトイレのごみの処理と関連する衛生管理を含む
- 油性ペンキやプリンターのインク・カートリッジなど，環境汚染につながる廃棄を避ける家族の行動

## リスクの高い家族

この領域の問題に対してリスクが高い家族もある．以下の特徴をもつ家族やグループをアセスメントするときは，手がかりに注意する．
- トイレ衛生の欠如
- 動物の排泄物の不適切な処理
- 食器洗浄や衣類洗濯に不適切な水温
- ハエの集まるむき出しのごみ

## アセスメント項目

### ○ 看護歴
- 排泄物処理やごみ処理に問題は？
- 室内あるいは戸外で，動物の排泄物が適切に処理されているか？
- ハエ，ゴキブリ，ネズミ，室内の空気汚染の問題は？
- 食器洗浄や衣類洗濯に適した温水が使えるか？

### ○ 診察
- トイレ設備は？
- ごみ処理は？
- ペットの排泄物処理は？
- ハエ，ゴキブリ，ネズミが出現する危険性を示すものは？

## 診断カテゴリー

このパターンでは特定されている家族の診断はない．

## C コミュニティのアセスメント

空気，土壌，水の汚染には，世界のほとんどの国が神経を尖らせている．コミュニティの排泄パターンのアセスメントでは，以下の領域のコミュニティ活動に焦点を当てる．

- 近隣地域の大気にも影響する，産業廃棄物の処理やごみの処理
- 大気を汚染する自動車の排ガス，それによる呼吸器系疾患を抱える住民へのリスク
- 地下水を汚染しかねない不適切な排泄物処理
- 安全対策が講じられていないと化学物質や浮遊粉塵に曝露する可能性のある労働者

## リスクの高いコミュニティ

この領域の問題に対してリスクが高いコミュニティもある．以下の特徴をもつコミュニティをアセスメントしているときは，手がかりに注意する．
- 公衆衛生に関する不十分な法整備
- 食品，水道水，環境を守る法令の欠如
- 工場による大気汚染，水質汚染，土壌汚染の歴史

## アセスメント項目

○ **看護歴**（コミュニティの代表者）
- 産業廃棄物や産業廃水など，主な廃棄物は？
- 廃棄処理システムは？
- リサイクル・プログラムは？
- コミュニティで認識されている問題は？
- 害虫駆除は？
- レストランや屋台への査察など，フードサービス産業への査察は？

○ **診察**（コミュニティの記録）
- 伝染病の統計
- 大気汚染の統計

### 診断カテゴリー

以下の NANDA-I 分類法 II（2007）に含まれる看護診断は，個人の健康への悪影響に焦点を当てているため，健康管理に分類されている．環境汚染の関連因子や危険因子を確認すること．

- **汚染**：健康に悪影響を及ぼす量の環境汚染物質への曝露．
- **汚染リスク状態**：健康に悪影響を及ぼす量の環境汚染物質に曝露する顕著な危険がある状態．

## D アセスメントのコツ

- 排泄の問題を詳しく調べるときには，食物摂取や水分摂取（栄養-代謝パターン）と活動（活動-運動パターン）についても考慮する．運動不足によっても，食物や水分摂取不足によっても便秘は起こりうる．
- 脱水は，代謝必要量よりも少ない水分摂取によって起こる．
- 尿失禁のタイプを明記することで，的確な介入方法が選択できる．尿失禁のタイプには，機能性，反射性，腹圧性，切迫性，溢流性がある（表3）．
- 腹圧性尿失禁と切迫性尿失禁は日常生活にも影響する．失禁について話すのは恥ずかしい，失禁は治らないと考えている人が多いので，医療提供者も正確に診断しにくく，報告件数も少ない．全般的なアセスメントを行う（表3参照）．
- 尿路感染症は女性に多い．排尿時の痛みやヒリヒリ感，頻度，血液の混入した尿などの症状に注意する．医師の紹介や患者への健康教育の基礎とするため，考えられる原因を詳しく調べる．
- 高齢者が混乱しているときは，尿路感染症の前兆である場合もある．
- 今現在の便秘の有無と，これまでの便秘の有無を区別する．今現在の便秘は看護診断の【便秘】，そうでない場合は【間欠的便秘パターン】と診断する．

## E 詳細アセスメント・ツール

以下に，大腸・膀胱コンチネンス分類（表2）と尿失禁鑑別表（表3）を示す．

**表2 大腸・膀胱コンチネンス分類**

| レベル | 分類 | 解説 |
|---|---|---|
| 0 | 自制 | 膀胱や大腸を完全にコントロールできる．カテーテルやほかの採尿装置の使用なし． |
| 1 | 装具や膀胱プログラムで自制 | カテーテル，採尿装置，オストミー，排尿プログラムで完全にコントロールできる． |
| 2 | 通常は自制 | 尿失禁は週1回かそれ以下．便失禁は週1回以下． |
| 3 | ときどき失禁 | 尿失禁は週2回かそれ以上．便失禁は週1回． |
| 4 | 失禁 | 膀胱や大腸のコントロールができない． |

**表3 尿失禁鑑別表**

| 失禁のタイプ | 解説 |
|---|---|
| 機能性尿失禁 | 排尿したくてもトイレまですばやく到達できない．認知障害が存在することもある． |
| 反射性尿失禁 | 第3仙椎以上の脊髄損傷に特有．膀胱の充満に気づかない；（高次制御なしの）脊髄反射． |
| 腹圧性尿失禁 | 運動，笑い，咳で腹圧が上昇すると起こる突然の尿漏れ．少量の尿漏れが続くこともある． |
| 切迫性尿失禁 | 突然感じる非常に強い尿意．トイレまで排尿を我慢できない．トイレに行く途中の尿漏れ． |
| 溢流性尿失禁 | 膀胱がいっぱいになり少量の尿が漏れる．診察時，膨満した膀胱． |
| 完全尿失禁 | 尿意に気づかない．持続的で不随意の尿漏れ． |
| 複合型尿失禁 | 切迫性尿失禁と腹圧性尿失禁を併発することがある． |

# 6 活動–運動パターン

活動–運動パターンはすべての人の日常生活で重要な3つの機能を示している.
- 可動性:独立(自立・主体性)をもたらす.病気で障害が起こると,ほかのほとんどのパターンにも影響する.
- 自立したセルフケア:主たる日常生活動作の1つ.
- 運動と娯楽:気分転換と社会的相互作用をもたらす.

あらゆる活動の基盤には重要概念であるエネルギー消費があり,4つの維持システムが必要になる.
- 循環器系
- 呼吸器系
- 筋骨格系
- 神経系

家族の場合,活動–運動パターンには以下の共有と管理が含まれる.
- 毎日の日課
- 買い物
- 調理
- 食事の計画
- 掃除
- 家庭管理
- 余暇活動

コミュニティにも,活動や動作といった意味がある.たとえば,都市生活の交通パターンは慌しく,田舎の生活はのどかだ.コミュニティは以下を提供して個人や家族の活動–運動パターンを支援している.
- 公園やレクリエーション施設
- ショッピングへのアクセス
- 交通手段

- 低価格の住居

## パターンの重要性

　この健康パターンのアセスメントが個人，家族，コミュニティで必要な理由は以下のとおりである．
- 米国民の5人に1人が，可動性やセルフケアに何らかの障害をもっている．年を取ってからの問題を防ぐためには，危険因子のアセスメントや障害の予防を，成人期の早期から始める必要がある．
- アセスメントによって必要な運動が不足していることが明らかになる．
  運動不足は，以下の問題の引き金となる．
  ☐ 筋肉の緊張低下
  ☐ バランスの問題
  ☐ 心理的あるいは身体的倦怠感
- 運動量の少ない座りがちの仕事や学校活動，バランスの悪い栄養パターンは，肥満につながる．これらは冠動脈疾患や脳卒中の主要因である．活動耐性低下や身体可動性障害に至ることもある．
- 職業スキルや障害の程度のアセスメントは，社会復帰のカウンセリングの基礎となる．
- 下肢や腰のバランスが悪い，筋力のない高齢者は，転倒転落のリスクがある．
- 足の問題は，特に女性に多い．足の問題は以下の障害につながるため，足と足首のアセスメントが必要になる．
  ☐ バランス
  ☐ 可動性
  ☐ 活動と運動への耐性
- うおのめ，たこ，足の指の変形など痛みを伴う足の問題は，活動耐性や身体可動性を低下させる．足の専門医への紹介が望ましい．
- 関節可動域のアセスメントによって，拘縮（可動関節の腱の短縮）の危険が判明する．

- 公共交通機関の有無は，医療サービスの利用しやすさを左右する．
- 障害を抱える人のセルフケアおよび運動の自立に向けた支援には，家族介護者の知識や，家庭と近隣の環境の正確なアセスメントが不可欠である．
- コミュニティや政府のサービスが，障害者のニーズをどの程度満たしているかを判断するには，継続的なアセスメントと支援運動が必要である．

## A 個人のアセスメント

活動-運動パターンは個人の活動耐性と日常的な運動パターンを示している．以下の具体的なセルフケア能力についてアセスメントする．
- 食事摂取
- 入浴-清潔
- 更衣-整容
- 排泄行動

以下についてもアセスメントする．
- 家事
- 買い物
- 運動の種類，量，質
- 余暇活動
- 4つの維持システムの複雑な機能：循環器系，呼吸器系，筋骨格系，神経系

## リスクの高い個人

このパターンの問題に対してリスクが高い人もいる．以下の特徴をもつ個人をアセスメントする際には，手がかりに注意する．
- 循環障害や呼吸障害に由来する，細胞レベルでの酸素の供給と需要のアンバランス
- 長期間の安静，車椅子使用，座りがちなライフスタイルによ

る機能低下
- 循環障害の徴候である,歩行中に発生する下肢の痙攣
- 糖尿病性神経障害などによる末梢感覚の低下
- 脳血管障害・脊髄損傷・脳腫瘍などによる非代償性の麻痺および虚弱
- 認知症による徘徊など,認知障害
- 骨折など,非代償性の筋骨格系の異常
- 混乱,昏睡状態
- セルフケアおよび移動上の環境障壁
- 状況的なうつ状態
- 失明に至る状態
- 「運動する時間がない」ほどの仕事や家庭の状況

## アセスメント項目

### ○ 看護歴
- 職場・学校・家庭で,やりたい活動・すべき活動に必要なエネルギーが十分にあるか?
- ほぼ毎日の活動レベルを描写する.
  □非常に活動的
  □中程度に活動的
  □座りがち
- 運動パターンは? どんな運動? 定期的に? 週に何時間?
- 余暇活動:どんな余暇活動? 1人で行う,あるいはほかの人と?
- この数か月で:歩行時のふらつきは? めまいは? 失神は? 転倒は?
- 患者による以下の能力の自己評価(機能レベルを1〜4でコード化する):
  □食事摂取 _____
  □入浴 _____
  □排泄行動 _____
  □ベッドでの移動 _____

- □更衣 _____
- □整容 _____
- □動くこと全般 _____
- □調理 _____
- □家事 _____
- □買物 _____

## 機能レベルコード

**表4 機能レベルコード**

| レベル | 解説 |
|---|---|
| 0 | 独立 |
| 1 | 装具か装置の使用が必要 |
| 2 | 人の補助か見守りが必要 |
| 3 | 人の補助か見守り,および装具か装置が必要 |
| 4 | 依存し自分では行わない |

〔Gordon 2006, p174 より.以前は NANDA International, 2005〕

○ **診察**[注1)]

- 脈:数,リズム,強さ
- 血圧
- 呼吸:数,リズム,深さ
- 呼吸音
- 握力
- 小さな筋肉群の動き:鉛筆をつまみ上げられるか
- 筋肉の硬さ(筋緊張)
- 可動域(関節):障害なし,限局性(部位を明記),片側の障害,両側の障害
- 運動機能:障害なし,限局性(部位を明記),片側の障害,両側の障害
- 身体の部分的欠損:四肢,手指,足趾など
- 歩き方
- 姿勢

---

注1) いくつかの項目の出典は Morris (1990) より.

- ■ 移動度：
  - □床上安静；1人では動けない
  - □床上移動可能；ベッドで寝返りがうてる
  - □歩行可能
  - □杖，歩行器，松葉杖を使って歩行可能
  - □車椅子移動可能

## 診断カテゴリー

以下の看護診断は，NANDA-I分類法II（2007）に含まれる個人に関する診断的判断である．下線部は著者が提案する診断であり，まだNANDA-Iには承認されていないが，臨床的有用性を確認している（Gordon, 2006）．

- ■ **活動耐性低下**（レベルを明記する）：必要なあるいは望ましい日常活動を行ううえで，エネルギーを使う身体動作に対する異常な反応．
- ■ **活動耐性低下リスク状態**：エネルギーを使う身体動作に対して異常な反応が起こる危険のある状態．
- ■ **消耗性疲労**：どうしようもなく続く極度の疲労感と，通常の肉体労働あるいは知的活動に必要な能力の低下．
- ■ **坐位中心ライフスタイル**：低い身体活動レベルを特徴とする生活習慣の報告．
- ■ **気分転換活動不足**：レクリエーション活動または余暇活動への関与の減少．
- ■ **身体可動性障害**（レベルを明記する）：環境内で単独での意図的な身体運動に限界があること．
- ■ **歩行障害**（レベルを明記する）：自分の足，あるいは杖，松葉杖，歩行器などの補助具を使っても，環境内での単独身体運動に限界があること．
- ■ **車椅子移動障害**：環境内で車椅子の単独操作に限界があること．
- ■ **床上移動障害**（レベルを明記する）：1つの体位から別の体位へ，ベッド上で単独体位変換に限界があること．
- ■ **移乗能力障害**（レベルを明記する）：隣接する2つの平面間

の単独移動に限界があること．
- **徘徊**：ブラブラと，あてのない，個人を危険にさらす反復的歩行．限界，制限，障害と一致しないことが多く，散発的なことも連続的なこともある．
- **不使用性シンドロームリスク状態**：処方された，またはやむを得ない筋・骨格系の不活動によって，全身状態が悪化する危険のある状態．
- **関節拘縮リスク状態 Risk for Joint Contractures**：可動関節の腱（背部，頭部，上・下肢）が短縮する危険のある状態．
- <u>**全体的セルフケア不足 Total Self-care Deficit**</u>：自分のための，摂食，入浴，排泄，更衣，整容ができないこと．
- **入浴セルフケア不足**（レベルを明記する）：入浴や清潔のための行動を取る，または完遂する能力の障害．
- **更衣セルフケア不足**（レベルを明記する）：更衣や整容のための行動を取る，または完遂する能力の障害．
- **摂食セルフケア不足**（レベルを明記する）：摂食のための行動を取る，または完遂する能力の障害．
- **排泄セルフケア不足**（レベルを明記する）：排泄のための行動を取る，または完遂する能力の障害．
- **セルフケア促進準備状態**：健康に関した目標達成に役立つように，自分のために活動するパターンで，強化することもできる．
- **術後回復遅延**：生命・健康・安寧を維持するための活動を始めたり実施したりするのに必要な術後日数が増加していること．
- **家事家政障害**：身近な環境を，安全で成長を促すように維持できないこと（レベルを明記する：軽度，中等度，高度，リスク状態，慢性）．
- **人工換気離脱困難反応（DVWR）**：人工呼吸器補助の低い設定に適応できず，ウィーニング（離脱）が中断したり長期化したりすること（レベルを明記する：軽度，中等度，高度，リスク状態，慢性）．
- **自発換気障害**：エネルギー備蓄が減少し，生命維持に十分な呼吸を個人が維持できないこと．

A. 個人のアセスメント

- **非効果的気道浄化**：気道から分泌物または閉塞物を効果的に取り除けないこと．
- **非効果的呼吸パターン**：換気が十分にできない吸気あるいは呼気．
- **ガス交換障害**：肺胞−毛細血管膜での，酸素化あるいは炭酸ガス排出の過剰や不足．
- **心拍出量減少**：心臓の排出する血液が，身体の代謝需要を満たすには不十分．
- **非効果的組織循環（タイプを明記する）**：毛細血管レベルでの血液供給が減少し，組織が栄養できていないこと．
- **自律神経反射異常亢進**：第7胸髄またはそれ以上の脊髄損傷後に起こる，有害な刺激に対しての，生死にかかわる，抑制できない交感神経系の反応．
- **自律神経反射異常亢進リスク状態**：第7胸髄またはそれ以上の脊髄損傷後に，有害な刺激に対しての，生死にかかわる，抑制できない交感神経系の反応が起こる危険のある状態（脊髄損傷後：第7あるいはそれ以上の損傷でみられる）．
- **末梢性神経血管性機能障害リスク状態**：四肢の循環，感覚，運動に障害が起こる危険のある状態．たとえば，きつすぎるギプスや包帯など．
- **頭蓋内許容量減少**：頭蓋内容積増加に対して，頭蓋内の体液動態機構によって起こる代償が欠如し，種々の有害あるいは有害でない刺激に対して，繰り返し起こる頭蓋内圧の不均衡な上昇．

## B 家族のアセスメント

　活動−運動パターンは，活動，運動，娯楽，余暇活動についての家族のパターンを示している．このパターンは，たとえば以下のような活動を行うために，家族が時間や資金をどう割り振りしているかを含んでいる．
- 労働
- 扶養家族の世話
- セルフケア

- 調理
- 買い物
- 掃除
- 家事家政

アセスメントの焦点は，主として重要あるいは大きな意味をもつ活動と，存在する制限・限界に置かれる．

## リスクの高い家族

この領域の問題に対してリスクが高い家族もある．以下の特徴をもつ家族やグループをアセスメントするときは，手がかりに注意する．
- 時間の制約，2つの仕事をかけもちしている．
- 知識不足（時間管理についての）
- 疲労・倦怠感
- 障害を抱えた家族メンバーの存在
- 家計の予算不足

## アセスメント項目

○ **看護歴**
- 以下について問題があるかどうか．
  □商店に行き来する交通手段を含む買い物は？
  □子どもの活動など家族のスケジュール管理は？
  □調理と食事の準備は？
  □家の管理は？
  □食物，衣服，家，その他の必要経費に対する収入の割り当ては？
- 家族が運動する時間は週に何時間ぐらい？　どんな運動を？　定期的に？
- 家族の余暇活動は？　スポーツやウォーキングなどの活発な活動？　それともテレビやコンピュータ・ゲームなどの受身的な活動？
- 該当する場合：子どもあるいは扶養家族（障害を抱える人な

ど)を世話することに困難は?

○ **診察**
- 全般的な家事家政の様子は?
- 在宅中の家族メンバーの自己管理は?

## 診断カテゴリー

このパターンでは特定されている家族の診断はない.

子どもを養育している期間の家族には,2つの看護診断が関係するかもしれない.下線部は著者が提案する診断であり,まだNANDA-Iには承認されていないが,臨床的有用性を確認している(Gordon, 2006).

- <u>セルフケア技能の発達遅延 Developmental Delay in Self-Care Skills</u>(レベルを明記する):セルフケア技能が年齢グループの標準から逸脱している.
- <u>乳児突然死症候群リスク状態 Risk for Sudden Infant Death Syndrome</u>:乳児に突然死の起こる危険因子がある状態.

## C コミュニティのアセスメント

活動-運動パターンは,コミュニティで提供されるさまざまな年齢グループの余暇とレクリエーション・プログラムの,種類,量,質を示している.活動には,高齢者施設や,10歳代の子どもたちへのレクリエーション・プログラムも含む.また,あらゆる収入レベルや障害を抱える人の活動を支援するための住宅や輸送機関を含む.

## リスクの高いコミュニティ

この領域の問題に対してリスクが高いコミュニティもある.以下の特徴をもつコミュニティをアセスメントしているときは,手がかりに注意する.
- 行動を制限するような高い犯罪率

- 高い少年非行発生率
- 社会復帰・リハビリテーション事業に対する低予算
- 不十分な輸送サービス

## アセスメント項目

○ **看護歴**（コミュニティの代表者）
- 交通機関は便利に手ごろな料金で利用できるか？
    - □通勤には？
    - □買い物には？
    - □余暇活動には？
    - □医療機関には？
- 住民はコミュニティ・センターや遊び場を利用しているか？
    - □高齢者は？
    - □成人は？
    - □子どもは？
- 住居は適切か？　利用できるか？　費用は？
- 低所得者向けの住居は？　高齢者用の住居は？

○ **診察**
- レクリエーション・プログラムや教養的プログラムは？
- 利用可能な老人ホームは？
- 介護つきの住居は？
- 運動やレクリエーション・プログラムを提供している高齢者施設は？
- 住宅価格は手ごろか？
- 車椅子に適したスロープや浴室は？
- 視力障害者の移動を支援するように，信号機には音響装置がついているか？
- 活動耐性の低下した住人が業務や余暇活動で利用しやすいように，公共施設にはエレベーターが設置されているか？
- 育児支援サービスはあるか？
- 住民が必要とするリハビリテーション施設はあるか？
- 通り，家屋，庭，集合住宅などの景観の維持は？

■ 必要に応じた交通機関があるか？

### 診断カテゴリー

このパターンでは特定されているコミュニティの診断はない．

## D アセスメントのコツ

- セルフケア能力やほかの日常生活動作のアセスメントには機能レベルコード（☞61頁）を使う．目標設定や結果の評価にも同じシステムを使う．
- 以下の一連のアセスメントによって，脳卒中後の機能回復が明らかになる．
  - □食事動作
  - □排尿排便のコンチネンス
  - □排泄行動
  - □入浴
  - □更衣
  - □調理
  - □買い物
  - □家事家政

上記は簡単な機能から複雑な機能の順で並んでいる．機能が複雑であればあるほど，機能回復には時間がかかる（McCourt, 1993）．

- 入院時に可動性障害を機能レベルコードの数値で示す．目標設定や結果の評価にも，同じシステムを使う．
- 心臓病や肺疾患はセルフケア不足を引き起こす．臨床的に有用なこの問題の表現は，たとえば【セルフケア不足（レベル2）／関連因子：活動耐性低下】．患者は，エネルギー保存面での代償について学習する．
- 脳血管障害は，セルフケア不足や身体可動性障害につながる可能性がある．看護や理学療法において臨床的に有用なこの問題の表現は，たとえば【セルフケア不足（レベル3）／関

連因子：非代償性片麻痺】である．患者は，リハビリテーションを通じて代償を学習する．

- 以下の状況が認められるときには，さらに深くアセスメントする．
  - □ガス交換障害
  - □心拍出量減少
  - □非効果的組織循環
  - □頭蓋内許容量減少
- たとえば，心拍出量減少をさらに看護アセスメントすることによって，以下の1つ以上が明らかになることもある．
  - □活動耐性低下
  - □セルフケア不足
  - □不安，恐怖，死の不安
  - □知識不足
  - □非効果的自己健康管理
  - □自尊感情低下あるいはボディイメージ混乱

家庭訪問時に不健康な状況を見つけた場合，家族の家事家政のアセスメントは慎重に行う．状況を批判するのではなく，なぜそのような状況なのかを明らかにすることが，最善のアセスメント手法となる．

D. アセスメントのコツ

## E 詳細アセスメント・ツール

### ボルグ息切れ自覚度尺度

このツールは激しい運動時の息切れを訴える患者を評価する際に有用である．患者に尺度を見せ，自分の呼吸困難を採点してもらう（6と8は重症度を表す程度）．

**表5 ボルグ息切れ自覚度尺度**

| 点数 | 解説 |
|---|---|
| 0 | なし |
| 0.5 | ごく，ごくわずか（少し気づく程度） |
| 1 | ごくわずか |
| 2 | わずか |
| 3 | 中等度 |
| 4 | やや重度 |
| 5 | 重度 |
| 6 | |
| 7 | 非常に重度 |
| 8 | |
| 9 | きわめて重度 |
| 10 | きわめて重度（ほぼ最大） |

〔Borg (1982). Borg Scale. Med Sci Sports Exerc 14：377-387．より〕

### 呼吸困難尺度

このツールは，さまざまな活動や天候，その他の要因がどれくらい患者の呼吸状態に影響しているかを，患者が説明する際に役立つ．診察や外来までに日記をつけることで，エネルギーの温存方法を学ぶ必要性があるかどうかを明確にできる．

**表6 呼吸困難尺度**

| 点数 | 目安 |
|---|---|
| 0 | 激しい運動をしたときを除いて，息切れの問題はない． |
| 1 | 通りを急いで歩いたり，ちょっとした坂を上ったときに息切れが生じる． |
| 2 | 息切れがするため，同じ年齢の人よりもゆっくりと通りを歩いている，あるいは，同じペースで歩こうとすると，息ができなくなる。 |
| 3 | 100ヤード（90mほど）を歩くと，息が上がる． |
| 4 | 息切れがするので外出できない，あるいは衣服の着脱をすると息切れが生じる． |

## 活動耐性の機能的能力アセスメント

この分類は心臓病ケアで広く用いられ，活動耐性低下のアセスメントに有用である．コンディショニング運動や心臓リハビリテーションプログラムの進行を推奨する際，それらの状態前後の測定にも有用である．

**表7 活動耐性の機能的能力アセスメント**

| 類 | 制限 | 指標・徴候 |
|---|---|---|
| 1 | 制限なし | 通常の身体活動で過度の倦怠感，心悸亢進，呼吸困難，狭心痛が起こらない． |
| 2 | 軽度に制限 | 安静時は安定．通常の身体活動で，倦怠感，心悸亢進，呼吸困難，狭心痛が起こる． |
| 3 | 著しい制限 | 安静時は安定．通常より少ない身体活動で，倦怠感，心悸亢進，呼吸困難，狭心痛が起こる． |
| 4 | 重度の制限 | いかなる身体活動も苦痛なく行うことができない．安静時にも心不全あるいは狭心症候群があることもある． |

# 7 睡眠-休息パターン

睡眠は回復の行為である．睡眠研究に基づく理論によると，睡眠中は，
- 身体が修復され細胞が再生される．
- 脳では短期記憶からの情報が整理され長期記憶へと統合される（Hodgson, 1991）．

通常，成人には毎日7～8時間の睡眠が必要である．実際の睡眠時間は，ライフスタイルや健康状態によって異なる．睡眠-休息パターンのアセスメントの焦点は，体が休まったと感じ，その日の活動に向けた準備ができているかどうかである．

## パターンの重要性

- 速いペースの社会では，睡眠不足の人の割合が多い．忙しい人の中には，睡眠が時間の無駄だと考えている人もいる．わずかではあるが，睡眠時無呼吸など，睡眠障害の専門家への紹介が必要な人もいる．
- 病院への入院や保健施設への入所に伴って睡眠パターンの変化が起こる．入院中の患者は，睡眠不足につながるような，睡眠の中断をしばしば経験する．
- 食後に発生する眠気への対策として，昼寝の利点を認識して，20分間の仮眠を許可する企業もある．
- 睡眠不足の一般的な原因は，疼痛，不安，恐怖である．
- コミュニティは，住宅地付近の騒音を減らすための規制を要求できる．
- 家庭で寝室を何人もで共有していたり，騒がしかったりすると，睡眠不足になりうる．

### A 個人のアセスメント

睡眠-休息パターンが描写するのは,
- 睡眠の質
- 睡眠の量
- 1日の中での休息とリラクゼーションの時間, あるいは落ち着いた時間
- 睡眠障害
- 睡眠補助の使用, 薬剤あるいは夜の日課

## リスクの高い個人

このパターンの問題に対してリスクが高い人もいる. 以下の特徴をもつ個人をアセスメントする際には, 手がかりに注意する.
- 交代勤務の仕事
- 日中の退屈, 不活発
- 軽減しない痛み
- 下肢静止不能症候群
- 夜間頻尿
- 不安
- うつ状態
- 親になったばかり
- 十代の若者
- 呼吸困難のある心臓病の患者, あるいは呼吸器疾患の患者
- 脳卒中後の患者
- 共働き夫婦
- 在宅介護者

## アセスメント項目

#### ○ 看護歴
- 目覚めたときはいつも, よく休めたと感じられ, 日常生活に向けた準備ができているか?

- 寝つきの問題があるか？ 睡眠を助けるものを何か使っているか？〔睡眠の問題が疑われるときは,「睡眠パターン混乱ツール」参照（☞78頁）〕
- 夢あるいは夜間覚醒は？
- いびきは？ 目覚めたときに頭痛は？
- 車の運転中に,一瞬でも居眠りしたことは？ 信号や交通渋滞で止まったときにはどうか？ 昼間に居眠りすることは？（YESであれば,「エプワース昼間の眠気尺度」を参照☞79頁. もし問題があれば,睡眠時無呼吸について評価できる医師を紹介する）
- 通常の就寝時間は？ 寝る前の日課は？
- 日中あるいは夜間の休息・リラクゼーションの時間は？

○ **診察**
- 入院中であれば：睡眠パターンと目覚めたときの外見を観察する.

## 診断カテゴリー

　以下の看護診断は,NANDA-I分類法II（2007）に含まれる個人に関する診断的判断である. 下線部は著者が提案する診断であり,まだNANDA-Iには承認されていないが,臨床的有用性を確認している（Gordon, 2006）.

- **睡眠剝奪**：長期間（2～3日以上）,睡眠（持続する,自然で,周期的な,相対的無意識状態）が欠如していること
- **不眠**：機能障害をもたらす睡眠の量と質の破綻.
- <u>**入眠困難 Delayed Sleep Onset**</u>：眠ろうと思っても30分以上眠れないこと.
- <u>**睡眠パターン逆転 Sleep Pattern Reversal**</u>：夜間の睡眠から大部分が昼間の睡眠へと,睡眠−覚醒周期が変化すること.
- **睡眠促進準備状態**：適度の休息をもたらし,望ましいライフスタイルを維持し,さらに高めることのできる,自然で周期的な意識の休止パターン.

## B 家族のアセスメント

健康的な睡眠パターンは，家庭で学習するが，すべての睡眠問題の要因が家族性のものというわけではない．寝室の配置，睡眠の邪魔，外部の騒音などの環境要因も，家族メンバーの睡眠パターンの支障となりうる．家族の睡眠・休息・リラクゼーション・パターンには，以下を含む．
- 家族メンバーの睡眠の質と量
- 活力の程度
- 睡眠補助の使用
- 夜の日課

### リスクの高い家族

睡眠-休息パターンの問題に対してリスクが高い家族もある．以下の特徴をもつ家族をアセスメントするときは，手がかりに注意する．
- ライフスタイルの乱れ
- 過密状態の住居での生活
- 家族メンバーが交代勤務の仕事をしている
- 住宅周辺が夜間も活動的

### アセスメント項目

#### ○ 看護歴
- たいていの日，家族メンバーはよく休めたと感じ，学校や仕事への準備ができているか？
- 家族の睡眠パターンは規則的か？
- 寝室の広さは十分か？ 静かで，暗くできる寝室があるか？
- 家庭に乳児はいるか？ 幼児は両親と一緒に寝たがるか？
- 家族メンバーが就寝前にリラックスする時間があるか？

#### ○ 診察
- 機会があれば：寝室の広さと配置を観察する．

- 家族メンバーは，生き生きとしていて，よく休めているようにみえるか？

### 診断カテゴリー

このパターンでは特定されている家族の診断はない．

## C コミュニティのアセスメント

　コミュニティにも睡眠，休息，リラクゼーションのパターンが存在する．活動の止まらない町もあれば，夜間の人気(ひとけ)が全くない町もある．アセスメントでは，睡眠と休息を妨害する環境要因に焦点を当てる．コミュニティをアセスメントする際には，以下の点に注意する．
- コミュニティの睡眠-休息パターンを妨害する要因については，住民から情報が得られる．
- コミュニティの観察によって，睡眠やリラクゼーションに適した環境であるかどうかがわかる．
- 工業地域の騒音公害については，規定や規則を見直す．

### リスクの高いコミュニティ

　この領域の問題に対してリスクが高いコミュニティもある．以下の特徴をもつコミュニティをアセスメントしているときは，手がかりに注意する．
- 主要高速道路沿い，あるいは交通量の多い都市部の道路沿いにある住宅
- 空港や閉店時間の遅い商業地域にある住宅

### アセスメント項目

○ **看護歴**（コミュニティの代表者）
- 周辺地域のほとんどが夜間は静かか？
- 通常の営業時間は？　24時間営業の産業は？

○ **診察**
- 商業地区と居住地区の通常の騒音レベルは？
- 騒音に対する規制や法律は？
- 高齢者が買物中に休める場所，いすやベンチがあるか？

## 診断カテゴリー

このパターンでは特定されているコミュニティの診断はない．

## D アセスメントのコツ

- 時間に追われているときには，観察と次のような質問でこのパターンをスクリーニングする．「たいていの日は，目覚めたとき，よく休めたと感じられ，日常生活に向けた準備ができていますか？」
- 【入眠困難／関連因子：不安】と【睡眠剥奪／関連因子：急性疼痛】はよくみられる看護診断である．問題自体は睡眠−休息パターンであるが，問題の原因はほかのパターンにある点に注目する．
- 疼痛は睡眠の妨げになり，睡眠不足は痛みに対する感受性を増強させる．
- いびきは睡眠時無呼吸の徴候の場合もあり，パートナーを睡眠不足にする可能性もある．睡眠時無呼吸によって，日中の眠気，居眠りによる交通事故，その他の問題が起こる場合もある．
- 高齢者が不眠を訴えているときは，話を聴く．高齢者には睡眠時間はあまりいらない，というのは誤った通念である．適度な睡眠の欠如は，免疫機能の低下，人間関係の混乱，うつ，高血圧，注意力の欠如，転倒と関係している（Cole, 2007）．
- 米国環境保護庁は，病院の夜間の平均騒音レベルを，35デシベル以下に保つように勧告している．

## E 詳細アセスメント・ツール

## 睡眠パターン混乱尺度

**表8 睡眠パターン混乱尺度**

該当する項目の空欄にチェックをつける．
- □ 考えなくてはいけない唯一の時間は，いつ眠るかである．
- □ 活動的で，就寝の2～3時間前に仕事を終える．
- □ 夕食を午後7時半以降にとる．
- □ 寝床でタバコを吸う．
- □ 寝る前にアルコールを飲む．
- □ 寝室は騒がしいほうである．
- □ 寝室を共にしているパートナーは，いびきをかく．
- □ ブラインドやカーテンを閉めても，寝室は暗くならない．
- □ 寝心地のよくないマットレス（敷布団）で寝ている．
- □ 寝室温度が寒すぎる・暑すぎる．
- □ 寝る前に温めた牛乳を一杯飲む．
- □ 寝床に入ってテレビを見るのが好きだ．
- □ 寝る前に読書をするのが好きだ．
- □ 夜間トイレに行くために起きる．
- □ 午後に1時間ほど昼寝をしないとだめらしい．
- □ 眠れないときは，時計を見がちである．
- □ 1時間かそれ以上，眠れなくてゴロゴロと寝返りを打つ．
- □ 日中，食後に少しだけ居眠りをする．
- □ 寝床に入ると関節が痛む．
- □ 眠ろうとすると，下肢がびくっと動く．
- □ 寝床では呼吸しにくい．
- □ ときどき，心臓がドキドキして恐ろしい．

〔Chesson AL, Anderson WM, Litterner M, ほか：Practice parameters for the nonpharmacologic treatment of chroninc insomnia. Sleep 22（8）：1-5, 1999 より〕

## エプワース昼間の眠気尺度

この尺度は、睡眠の問題が疑われるとき、その程度を測定するために用いる。患者に自己記入してもらってもよいし、患者に質問してもよい。最後の2つの項目は、可能性が指摘された場合は、カウンセリングや医師などへの照会が必要になる。

**表9 エプワース昼間の眠気尺度**

以下の状況で、疲れたと感じるだけでなく、居眠りあるいは眠る可能性はどのくらいありますか。以下の尺度から、それぞれの状況に該当する番号を選んでください。
- 0：居眠りはしない
- 1：居眠りする可能性が少しある
- 2：居眠りする可能性が中程度ある
- 3：居眠りする可能性が高い

状況
- _____ 座っているとき、あるいは読書中
- _____ テレビを見ているとき
- _____ 公共の場でじっと座っているとき（例：劇場あるいは会議場）
- _____ 休憩なしに1時間、乗客として車に乗っているとき
- _____ 事情が許し、午後の休憩で横になっているとき
- _____ 座って誰かと話をしているとき
- _____ 飲酒を伴わない昼食後に、静かに座っているとき
- _____ 車の運転中、交通渋滞で2～3分、停止しているとき
- _____ 単調な高速道路を1時間1人で運転しているとき

点数
- 10点以下＝ほぼ正常
- 10～12点＝軽度の眠気
- 13～17点＝中程度の眠気
- 18～24点＝重度の眠気

〔Institute for Clinical Systems Improvement, 2007（www.icsi.org）より〕

# 8 認知-知覚パターン

認知-知覚パターンから，より個人的と考えられる項目にアセスメントは向かっていく．これまでの5つのパターンのアセスメントを通じて形成したラポール（親密な人間関係）によって，安心した気楽な雰囲気の中で，後半のアセスメントを進めることができる．

認知-知覚パターンが描写するのは，
- 周囲の環境から情報を収集し使う能力
- 個人，家族，コミュニティの意思決定と認知過程

このパターンの主たる生体維持システムは，神経系である．したがって，このパターンには，神経系の病変・病状が影響する．

## パターンの重要性

このパターンのアセスメントが個人，家族，コミュニティで必要な理由は以下のとおりである．
- 重度の不快症状あるいは疼痛は，組織損傷の可能性を知らせている．
- 疼痛は，生命活動の妨げとなり，ストレスや不安にもつながる．
- 病院認定合同委員会（JCAHO）による病院やその他医療機関の認定には，疼痛アセスメントについての記録が含まれる．
- 病院やその他医療機関の認定時，重要な評価基準の1つが，疼痛を把握し治療することである．JCAHOは認定作業の際，疼痛アセスメントについての記録を精査する．
- 感覚器官による知覚は防御機構であり，安全でない状態を人に警告する．認知-知覚パターンの障害は，このような防御

機構を妨げる．
- 視覚，聴覚，触覚，その他の知覚様式は，人の喜び，人間関係，世界やその美の鑑賞に寄与している．
- 知覚は，行動の基盤になる高次の認識過程で使われる情報を提供している．
- 意識レベル，見当識，記憶，現実的な思考，判断のアセスメントは，患者の自立度や学習能力レベルの看護判断を導く．患者の意思決定能力に関する倫理的ジレンマが発生すると，このような能力についての看護記録が役立つ．
- 人の知識レベルと判断力についてのデータは，保健指導の際に役立つ．

## A 個人のアセスメント

認知-知覚パターンは，人が環境から情報を集める能力と，集めた情報を推論やその他の思考過程で使う能力に焦点を当てる．以下が含まれる．
- 視覚，聴覚，味覚，触覚，運動感覚，嗅覚の適切さ
- 眼鏡や補聴器など，現在使用している補助具と補償
- 疼痛をどのようにコントロールしているか．
- 見当識，記憶，推論，判断，意思決定などの認知機能能力

### リスクの高い個人

このパターンの問題に対してリスクが高い人もいる．以下の特徴をもつ個人をアセスメントする際には，手がかりに注意する．
- 緑内障の家族歴
- 年齢
  - □視覚；40歳以上
  - □聴覚；60歳以上
  - □嗅覚，触覚，運動感覚；70歳以上
- アフリカ系の人（視覚）
- 職場や騒がしい音楽など，騒音への過度の曝露

- 循環器系の問題
- 外傷あるいは手術創の痛み
- 心臓痛あるいは胸痛
- 関節炎あるいは関節痛
- やけど
- 癌
- 認知症,アルツハイマー病,その他の神経系の退行性疾患
- 低酸素症
- 大脳機能に影響する薬剤の服用

## アセスメント項目

### ○ 看護歴
- 不快症状や痛みがあるか?〔もしあれば,ウォン・ベイカーの疼痛フェイス・スケール(☞ 90頁),数値評価尺度,あるいは叙述的評価尺度で示す〕
- 部位は? どんな痛みか? 始まったのはいつか? どんなことで悪化するのか?
- 痛みが生じたときに,何が効果的か? いつも効果があるか?
- 視力や読書に問題は?
- 眼鏡をかけているか? 最後に視力検査を受けたのはいつか? 眼鏡を携帯しているか?
- コンタクト・レンズを使っているか?
- 聴こえにくいことは? あれば:補聴器の使用は? 常時使用しているか?
- 騒がしい音や音楽への曝露は?
- 食べ物の味の変化は?
- 嗅覚の変化は?
- つま先,足,手の感覚や触覚の変化は?
- 記憶の変化は? もしあれば:最近の記憶は? 過去の記憶は? その変化は,日常活動にどのように影響しているか? 記憶障害が疑われるときには,以下を質問する:本日の日付,曜日,現在の日本の総理大臣(訳者注:原著では「米国大

統領」)，今いる場所．
- 集中力に問題は？　あれば：仕事や作業の妨げになっているか？
- 意思決定／決断は簡単か，難しいか？　もし難しければ，何がどのように難しいのか説明を求める（判断力低下や意思決定の問題が疑われる場合は，「判断と意思決定尺度」を参照☞92頁）．
- 学習困難は？
- 一番簡単な学習方法は？　何が役立つか？
- 最終学歴は？

## ○ 診察

- 日付と曜日を含む時間，現在の場所，看護師やその他の人への見当識
- 意識レベル（「意識レベル分類」を参照☞93頁）
  患者に意識がない場合，「グラスゴー・コーマ・スケール」（☞94頁），「4得点昏睡測定尺度」（☞95頁）を参照．
- 左右の耳元で，ささやき声テスト
- 新聞の活字が読めるかどうか（視覚）．
- 鉛筆をつまみ上げることができるかどうか（触覚，運動感覚，微細運動能力）．
- アセスメントの間，概念や質問が理解できているか．抽象的思考か具体的思考か判定する．
- 話している言語
- 注意持続時間・集中力：平均的・短時間・注意散漫
- 口頭メッセージの理解：常に理解，ときどき理解・あまり理解しない

## 診断カテゴリー

　以下の看護診断は，NANDA-I分類法II（2007）に含まれる個人に関する診断的判断である．下線部は著者が提案する診断であり，まだNANDA-Iには承認されていないが，臨床的有用性を確認している（Gordon, 2006）．

- **急性疼痛**(種類と部位を明記する):言語的あるいは非言語的による激しい不快感(痛み)の訴えと,それを示す指標が6か月以上は続かないもの(種類と部位を明記する:関節痛,腰部痛,頸部痛,膝痛など).
- **慢性疼痛**(種類と部位を明記する):6か月以上にわたって続く激しい不快感(痛み)(種類と部位を明記する:関節痛,腰部痛,頸部痛,膝痛など).
- **疼痛自己管理不足(急性,慢性) Pain Self-Management Deficit(Acute, Chronic)**:鎮痛剤,時間調整,体位,気晴らしなど,痛みを和らげる手段を使っていない,あるいは十分に活用していない状態.
- **安楽促進準備状態**:身体的,心理スピリチュアル的,環境的,社会的な側面における安心感,安堵感,超越のパターンで,さらに強化することができる状態.
- **感覚知覚混乱**(明記する:視覚,聴覚,運動感覚,味覚,触覚,嗅覚):入ってくる刺激の量やパターン形成の変化で,刺激に対する反応の減弱,過剰な反応,歪曲した反応,あるいは正常に機能しない反応などを伴う状態.
- **非代償性感覚喪失**(種類と程度を明記する)**Uncompensated Sensory Loss(Specify Type and Degree)**:非代償性の視覚,聴覚,触覚,嗅覚,または運動感覚の減弱,減退(減退の程度を明記する).
- **感覚過負荷 Sensory Overload**:普段入ってくるよりも多い環境刺激,あるいは単調な環境刺激.
- **感覚遮断 Sensory Deprivation**:いつも(必要最小限量)と比べて,環境的あるいは社会的刺激が減少している状態.
- **半側無視**:身体や環境の一側に知覚的に気づかない,注意が向かない状態.
- **知識不足**(領域を明記する):情報を提示し説明できない,あるいは疾病管理手順や方法,セルフケア健康管理に必要なスキルを実際にやってみせることができない状態(領域を明記する).
- **知識獲得促進準備状態**:特定の話題に関する認識情報の保持または獲得が,健康関連目標を達成するには十分で,さらに

強化することができる状態.
- **思考過程混乱**（種類を明記する）：年齢相応の期待に比して，認知操作あるいは認識活動が混乱している状態（この用語は広範囲のカテゴリーであるため，変調の種類を明記する）.
- <u>**注意集中不足** Attention-Concentration Deficit</u>：意識の焦点を持続できない.
- **急性混乱**：突然発生する，注意・認知・精神運動活動・意識レベル・睡眠覚醒周期の，広範囲に一時的に起こる変化と混乱.
- **急性混乱リスク状態**：注意・認知・認知の可逆性の混乱が，短期間に発生する危険がある状態.
- **慢性混乱**：不可逆性で，長期にわたる，進行性の，知的能力とパーソナリティの悪化．環境刺激を解釈する能力の低下，知的な思考能力の低下によって特徴づけられ，記憶・見当識・行動の障害として現れる状態.
- **状況解釈障害性シンドローム**：人・場所・時間・周囲の状況に対する見当識の持続的な欠如で，3〜6か月間以上にわたり，保護的な環境が必要になる状態.
- **記憶障害**：ちょっとした情報や行動のスキルを覚えることができない，または思い出すことができない状態．記憶障害は，病態生理学的原因あるいは状況的原因で発生し，一過性のことも永久的なこともある.
- <u>**認知障害リスク状態** Risk for Cognitive Impairment</u>：記憶や論理的思考，能力，判断，意思決定に障害を及ぼす危険因子のある状態.
- **意思決定促進準備状態**：行動方針の選択パターンで，短期・長期の健康関連目標を達成するには十分であり，さらに強化することができる状態.
- **意思決定葛藤**：選択肢のどれもが，個人の生命価値観への危険・喪失・挑戦を伴い競合しているため，行動方針の選択にためらいがある状態.

A. 個人のアセスメント

## B 家族のアセスメント

　家族の意思決定/決断はすべての機能的健康パターンに影響する．コミュニティの場合もまた同じである．統治組織による意思決定は，個人と家族の健康にも生活にも影響を与える．このパターンのアセスメントでは，意思決定がどのように行われるかに焦点を当てる．
- 家族の問題解決と意思決定/決断のパターン
- 情報と情報収集手段
- 意思決定/決断が家族全員にもたらす結果についての配慮
- 未来志向の計画

　初回の家庭訪問で，家族の全員と一度に話をするような機会はめったにない．したがって，成人家族員のひとりからアセスメント・データを収集する．

　このパターンは，家族の判断と意思決定/決断のパターンを表している．アセスメントには以下を含む：家族メンバーの誰が意思決定/決断に参加するか，意思決定/決断のもたらす結果が考慮されるか，資源を活用するか，意思決定/決断は現在指向型か未来指向型か．

## リスクの高い家族

　この領域の問題に対してリスクが高い家族もある．以下の特徴をもつ家族やグループをアセスメントするときは，手がかりに注意する．
- これまでに問題解決スキルの学習機会が少ない．
- 日本語を母国語としない（訳者注：原著では「英語」）．
- 神経障害または精神障害を抱える家族がいる．
- 眼鏡や補聴器を購入するだけの収入がない．
- 現在指向型の計画

### アセスメント項目

#### ○ 看護歴
- 家族に視覚や聴覚の問題は？ どう対処しているか？
- ここ数年で，家族には大きな意思決定/決断があったか？ どのように行ったか？ 誰が行ったか？

#### ○ 診察
- 母国語は？
- 抽象的また具体的な概念や質問を，どちらも理解するか？

### 診断カテゴリー

このパターンでは特定されている家族の診断はない．

### C コミュニティのアセスメント

公衆保健政策は，コミュニティによる以下の重要な意思決定を反映している．
- 健康
- 経済
- 教育
- 環境
- 保健医療サービスへのアクセスと利用可能性
- 災害管理や危機管理

コミュニティのアセスメントでは，意思決定がどのようになされ，どのように実施されるかに焦点が当てられる．情報は以下のような人々との会話を通じて入手する．
- コミュニティの家族
- 行政の代表者
- 衛生局
- 産業や保健医療期間の代表

行政の報告書・広報やコミュニティ新聞で，さらなる情報を補充できる．

## リスクの高いコミュニティ

この領域の問題に対してリスクが高いコミュニティもある．以下の特徴をもつコミュニティをアセスメントしているときは，手がかりに注意する．
- ある民族集団または所得層の住民から異なる住民への移行期
- 不十分な教育予算
- 精神障害やアルツハイマー病などの神経変性状態のための施設が，コミュニティの必要数に対して少ない．

## アセスメント項目

○ **看護歴**（コミュニティの代表者）

コミュニティのパターンをアセスメントする項目として，以下を提案する．
- 住民は日本語を話すか？（訳者注：原著では「英語」）
  主たる言語は？
- 住民の平均的教育水準は？
- 学校は問題なさそうか，改善が必要か？
- 成人対象の教育が必要か？　実施されているか？
- どのような問題でコミュニティの意思決定が必要か？　意思決定のプロセスは？
- コミュニティで何かを成し遂げる，あるいは変えるために一番よい方法は？

○ **診察**（コミュニティの記録・データ）
- 学校・教育機関の質，数，場所は？
- 中途退学者の割合は？
- 成人対象の教育プログラムは？
- 日本語を話す住民の割合は？
  □割合が低い場合：第二言語として日本語を学べる場所は？
  　（訳者注：原著では「英語」）
- 行政構造と意思決定の進め方，保健医療サービスにかかわる決定の手順を示した組織図は？

## 診断カテゴリー

このパターンでは特定されているコミュニティの診断はない．

## D アセスメントのコツ

- 睡眠に関する話題から認知-知覚パターンへと，話題をスムーズに切り替える方法としては，たとえば，「毎朝『今日も1日頑張って活動できる』と感じるためには，よい眠りが誰にも必要です．目覚めたとき，あるいはそれ以外のときでも，痛いところや不調を感じることがありませんか？」といった形で話を進める．
- 極端な行動ではなく，パターンを探す．誰でも時には物忘れがあり，間違ったことを言ったり，まずい決断をしたりする．
- 視力を調べるために，新聞記事の切り抜きをポケットに入れておくとよい．
- 記憶の悪化や意思決定の低下がみられるときには，どのように補っているかを探す．多くの人は悪化や低下の始まりを隠そうとするため，家族や友人も気づいていないことがある．
- 変化が不安につながると，自己否定が発生する場合がある．自分自身の精神的変化や視覚や聴覚の低下に気づくのは，恐ろしいということを認識しておく．
- アセスメントの間，患者が説明する問題は，論理的思考，判断力，問題解決力の判定に使うことができる．
- 視覚や聴覚に何らかの問題を抱える高齢者の場合，見当識障害や混乱が発生しやすい．特に夕方の時間帯は，これらの変化に注意する．

## E 詳細アセスメント・ツール

### ウォン・ベイカーの疼痛フェイス・スケール

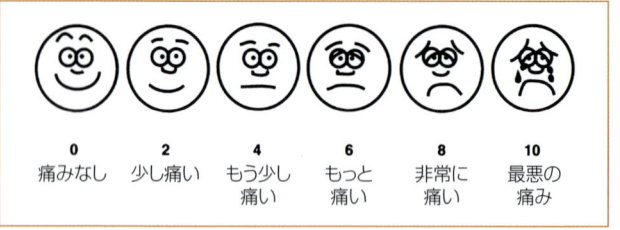

| 0 | 2 | 4 | 6 | 8 | 10 |
|---|---|---|---|---|---|
| 痛みなし | 少し痛い | もう少し痛い | もっと痛い | 非常に痛い | 最悪の痛み |

**図4 ウォン・ベイカーの疼痛フェイス・スケール**

それぞれの人の顔は，疼痛（痛み）がない顔，少しあるいは非常に痛みがあって悲しい・暗い顔であることを患者に説明する．0は，痛みが全くなくてとても幸せな顔．4は，もう少し痛い顔．6はもっと痛い顔．8は非常に痛い顔．10は，想像できる最悪の痛みのときの顔だが，このように泣いている必要はない．患者に，現在の感じを最もよく表している顔を選んでもらう．この尺度は3歳以上への使用が推奨されている．

### その他の疼痛評価尺度

以下の疼痛評価尺度・基準も患者に使用できる．

#### ○ 数値評価尺度（NRS）

患者に痛みの程度を，0（痛みなし）～10（最悪の痛み）の数字で示してもらう．

0　1　2　3　4　5　6　7　8　9　10

〔Hockenberry MJ, Wilson D, Winkelstein ML: Wong's Essentials of Pediatric Nursing, 7 ed, Mosby, 2005, p1259 より〕

## ○ 叙述的評価尺度

患者に，今感じている痛みの程度を一番よく表している表現を選択することで，痛みを評価してもらう．
- 痛みなし
- 気になる
- 不快に感じる
- ひどく不快
- 最悪
- 耐え難い

## 関連痛・投射痛・遠隔痛の部位

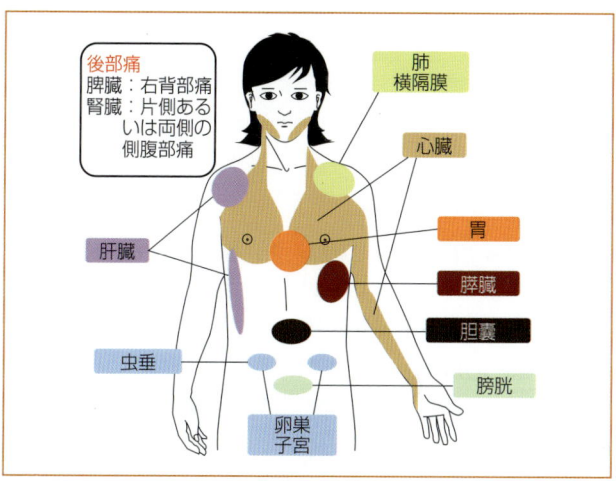

後部痛
脾臓：右背部痛
腎臓：片側あるいは両側の側腹部痛

肺
横隔膜
心臓
胃
膵臓
胆嚢
肝臓
虫垂
膀胱
卵巣
子宮

**図5　関連痛・投射痛・遠隔痛の部位**

## 疼痛に影響する因子

慢性疼痛を抱える患者をアセスメントするとき，影響因子を総合的に引き出すために，以下のチェックリストを使ってアセスメントをすることにより，痛みを増強させる要因と，疼痛管理の指導の焦点を明確にすることができる（表10）．

**表10 疼痛チェックリスト**

あなたが痛みをうまくコントロールしていくために，あなたの痛みや不快感を左右する要因について，このリストを使って一緒に考えてみましょう．

一番痛みが悪化する時間帯：
___

痛みが一番悪化する体位・姿勢：
___

痛みを悪化させると思われる活動・動作：
___

痛みを悪化させる食事・食品・飲み物：
___

やっていて痛みが悪化すること：
___

やっていて痛みが軽減すること：
___

痛みが軽減する市販薬やローション：
___

## 判断と意思決定尺度

患者によっては，判断と意思決定に関するデータは，長い時間をかけて集めなくてはいけない場合もある．また，家族が情報を提供してくれる場合もある．

**表11 判断と意思決定尺度**

| 評価点 | 分類 | 解説 |
|---|---|---|
| 0 | 完全に自立 | 意思決定は一貫していて，理性的で，安全である． |
| 1 | ほぼ自立 | 新しい状況の場合，少し困難である． |
| 2 | 軽度に障害 | 意思決定は，状況によって貧弱または危険で，そのようなときにはヒント／監督が必要である． |
| 3 | 中等度に障害 | 意思決定は，常に貧弱または危険で，常にヒント／監督が必要である． |
| 4 | 重度に障害 | 全然／めったに意思決定したことがない． |

〔Center for Medicaid and Medicare Services (2003). Minimum Data Set (MDS), Version 3.0. April 4, 2003 より〕

## 意識レベル分類

意識レベルは，診察中で最もよい目の反応や音声反応，運動反応をもとにして判定する．アセスメント・データを分類する方法は以下のとおり．

**表12　意識レベル分類**

| 分類 | 解説 |
| --- | --- |
| 清明 | 覚醒し標準的な外的刺激や内的刺激に気づく．看護師と有意義なやりとりができる． |
| 嗜眠傾眠 | 完全には覚醒しない．刺激しないと眠りに落ちる傾向があり，自発的な身体運動は消失し，思考は脈絡を欠き，とりとめがない． |
| 知覚鈍麻 | 嗜眠と昏迷の間の遷移段階．覚醒が難しく，反応を得るまでに持続的に刺激を与える必要がある． |
| 昏迷あるいは半昏睡状態 | 絶え間ない激しい身体への刺激に対して，モゴモゴ言ったり，うなり声で反応する． |
| 昏睡状態 | 目覚めない．刺激に対する行動反応がない． |

〔Foreman MD, et al：Assesing cognitive function. Mezey, et al (ed), Geriatric Nursing Protocols for Best Practice, 2nd ed. 2003, Springer より〕

## グラスゴー・コーマ・スケール

これは脳損傷・脳外傷後の意識レベルを定量化する方法として広く使われている．記録は，E_V_M_ のように行う．たとえば，E4V5M6 と表す．

**表13 グラスゴー・コーマ・スケール**

| | | | |
|---|---|---|---|
| Eyes open<br>開眼<br><br>E | ■ 自発的<br>■ 呼びかけで<br>■ 痛み刺激で<br>■ 反応なし | 4<br>3<br>2<br>1 | 所見 |
| Best verbal response<br>最良言語反応<br><br><br>V | ■ 見当識あり<br>■ 支離滅裂<br>■ 不適切<br>■ 理解不能<br>■ 反応なし | 5<br>4<br>3<br>2<br>1 | 所見 |
| Best motor response<br>最良運動反応<br><br><br><br>M | ■ 命令に従う<br>■ 痛みの部位へ<br>■ 痛み刺激から逃げる<br>■ 異常な屈曲<br>■ 異常な伸展<br>■ 反応なし | 6<br>5<br>4<br>3<br>2<br>1 | 所見 |
| 合計_____ | | | |

## 4 得点昏睡測定尺度

この尺度は，グラスゴー・コーマ・スケールで評価されていない呼吸についての情報を提供する．

**表14 4 得点昏睡測定尺度**

| 開眼反応 | |
|---|---|
| 4 | まぶたを開けている，呼びかけで開眼する，眼球を動かす，まばたきする |
| 3 | まぶたを開けているが，眼球は動かさない |
| 2 | まぶたを閉じているが，大きな声の呼びかけで開眼する |
| 1 | まぶたを閉じているが，痛み刺激で開眼する |
| 0 | 痛み刺激を与えても，まぶたを閉じている |

| 運動反応 | |
|---|---|
| 4 | 呼びかけで，親指を立てる，手を握りこぶしにする，ピースサインする |
| 3 | 痛み刺激の部位に限局して |
| 2 | 痛み刺激に対して屈曲する |
| 1 | 痛み刺激に対して伸展する |
| 0 | 痛み刺激に反応しない，全身性のミオクローヌスてんかん状態 |

| 脳幹反応 | |
|---|---|
| 4 | 瞳孔反応と角膜反射あり |
| 3 | 片側の瞳孔が散大し固定している |
| 2 | 瞳孔反応または角膜反射なし |
| 1 | 瞳孔反応と角膜反射なし |
| 0 | 瞳孔反応，角膜反射，咳反射なし |

| 呼吸 | |
|---|---|
| 4 | 挿管されていない，正常の呼吸パターン |
| 3 | 挿管されていない，チェーン・ストークス呼吸パターン |
| 2 | 挿管されていない，不規則な呼吸パターン |
| 1 | 人工呼吸器の設定回数以上の呼吸 |
| 0 | 人工呼吸器の設定回数の呼吸，または無呼吸 |

〔Wijdickes, et al. 2005 より〕

# 9 自己知覚−自己概念パターン

　自己知覚−自己概念パターンでのアセスメントの焦点は，自分についての個人的・主観的な考え，自分に対しての感情と態度である．哲学者や科学者は，何世紀もの間，自己概念をつくり上げている知覚・認知に関心を寄せてきた．自己認識 personal awareness は，以下のような側面で描写されている．

- 自己同一性（自我同一性，同一性）self-identity：人を明らかにし特徴づける身体的境界であり，自分を自分以外と区別している．名前はアイデンティティにおいて重要になる．
- 自尊感情（自尊心，自負心）self-esteem または自己価値（自負，自己評価）self-worth：自己評価を構成する思考と感情，または自分についての自画像．
- 自己能力 self-competency：認識能力，社会的力量，肉体的能力についての自己評価．
- ボディイメージ：自分の身体の外見と機能に関係した心象・イメージ．
- さらに，このパターンでは，以下の感情と気分にも焦点を当てる．
  - □幸福・喜び
  - □不安・心配
  - □希望
  - □力・能力
  - □怒り
  - □恐怖
  - □抑うつ
  - □コントロール・統制

それぞれの気分の状態は医療現場でよくみられ，自己についてのさまざまな側面は健康や疾病によって影響を受ける．

## パターンの重要性

このパターンのアセスメントが個人，家族，コミュニティで必要な理由は以下のとおりである．

- 手術前に重度の恐怖や不安があると，手術の危険性が高くなる．
- 患者が自分で自分自身をケアする準備が整っていない場合，保護的な病院環境から退院したり，在宅におけるケア責任に直面したりすることが，退院時の恐怖や不安につながる．
- 患者や家族が診断結果を待っているとき，恐怖や不安がよく起こる．
- 情緒反応によって，生理的には，心拍数増加と血圧上昇がみられ，心疾患を抱える患者には有害なこともある．
- 状況をどうすることもできないという感情は，人の機能を停止させ，自尊心も低下させる．
- 尊敬し合う肯定的な雰囲気に包まれた家庭は，家族メンバーの自尊心を育み維持する．
- 心筋梗塞の生存者にみられる抑うつは，退院後も1年間は続く（Thombs, Bass, and Ford, 2006, p30）．
- ひとり暮らしの高齢者の孤独と抑うつは，しばしば見落とされがちである．
- 喪失，障害，慢性疾患の発病後には，一時的で反応的な抑うつがよくみられる．
- 家族とコミュニティも，絶望感，無力感，将来への否定的展望などに陥ることがある．

## A 個人のアセスメント

自己知覚-自己概念パターンは，個人の以下を描写する．
- 自己同一性，自尊感情，自己像
- 自己能力
- 気分の状態

以上はすべて個人的な状態であり，これらの特定には，アセスメントの主観的データが不可欠である．

## リスクの高い個人

このパターンの問題に対してリスクが高い人もいる．以下の特徴をもつ個人をアセスメントする際には，手がかりに注意する．
- 診断結果や手術について，はっきりしていない状態
- 別居・離別
- 個人にとっての重大な喪失
- 見捨てられた経験
- 慢性的な痛み
- 強制的な転勤・移住
- 虐待あるいはネグレクトの経験
- 身体の一部または身体機能の喪失
- アルコール依存症または薬物乱用の既往

## アセスメント項目

### ○ 看護歴
- 私たちは皆，自分のことについて何らかの考えをもっている．あなたは自分について，どのように考え・思っているか？
- いつも自分に自信があるか（満足しているか），そうでないか？
- 身体の変化や，できることが変わったといったことはあるか？ 自分にとって，それらは問題か？
- 病気になってから，自分自身や自分の身体について，感じ方に何か変化はあったか？
- 頭にくることがよくあるか？ イライラすることは？ 恐れていることは？ 心配なことは？ （必要であれば，「死の恐怖のアセスメント」参照☞106頁．）
- 精神的に落ち込んでいるか？ どんなことが助けになるか？ （必要であれば，「高齢者の抑うつ状態の危険因子」参照☞107頁）
- 絶望を感じたことはあるか？
- 人生の出来事をコントロールできないと感じたことは？ ど

んなことが助けになるか？

## ○ 診察
- 視線を合わせるか？
- 自信のある話し方と外見か？（1回で判断せず，2回以上の面接で判断する）．
- 立ち居振る舞いは？
- 服装は？
- 身だしなみは？
- 注意持続時間・集中力は？ 1〜10で表す．1は集中している，10は注意散漫．
- 気分・情緒は？ 1〜10で表す．1はリラックスしている，10は神経質．
- 応答スタイルは？ 1〜10で表す．1は積極的，10は受動的．
- 同席者がいる場合，家族メンバーやほかの人とのやりとりは？

## 診断カテゴリー

以下の看護診断は，NANDA-I 分類法 II（2007）に含まれる個人に関する診断的判断である．下線部は著者が提案する診断であり，まだNANDA-Iには承認されていないが，臨床的有用性を確認している（Gordon, 2006）．

- **恐怖**（対象を明記）：自分に対する脅威あるいは危険だと認識された，特定できる原因と結びついた恐怖感（対象を明記する：たとえば，予後，手術の結果，死，障害）．
- **不安**：漠然とした，気がかりな，不快感あるいは恐怖感．原因は非特異的なことが多い，または本人にはわからないことが多い．
- <u>**軽度不安 Mild Anxiety**</u>：自分または重要関係者への脅威（対象不明）を予期し，精神的に動揺している状態．
- <u>**中等度不安 Moderate Anxiety**</u>：自分または重要関係者への脅威（対象不明）を予期し，選択的注意を伴い，精神的に動

揺している状態.
- **重度不安 Severe Anxiety**:自分または重要関係者への脅威（対象不明）を予期し,極端に精神的に動揺し,注意が散漫になっている状態.
- **予期不安（軽度,中等度,重度）Anticipatory Anxiety（Mild, Moderate, Severe）**:自分または重要関係者への将来的な脅威（対象不明）を予期し,精神的に動揺している状態.
- **死の不安**:自分の生存に対する脅威を,実際に経験する,または想像することによって生じる,漠然とした,気がかりな,不快感あるいは恐怖感.
- **反応性うつ状態（状況を明記する）Reactive Depression**:状況的脅威に関係した,自尊心,自己価値,自己能力の急速な低下（状況的脅威を明記する:たとえば,健康状態,障害,身体状態の悪化）.
- **孤独感リスク状態**:より多くの人とかかわりたいという願望や,かかわる必要があるというニードに関係した辛苦を経験する危険がある状態.
- **絶望感**:選択肢が限られている,選択の余地が全くない,個人の自由がきかない,自分のためにエネルギーを動員できないと認識している状態.
- **希望促進準備状態**:自分のためのエネルギー動員には十分で,さらに強化することができる,期待と願望のパターン.
- **無力感（重度,中等度,軽度）**:状況をコントロールする力がない,自分の行動は結果に大きく影響しないと認識している状態.
- **無力感リスク状態**:状況をコントロールする力がない,または,結果に大きく影響を及ぼす能力はないと認識する危険のある状態.
- **パワー促進準備状態**:安寧のためには十分で,さらに強化することができる,意図的に変化に関与するパターン.
- **人間の尊厳毀損リスク状態**:敬意と尊敬の喪失を認識する危険のある状態.
- **自尊感情慢性的低下**:自分自身または自己能力についての,長期にわたる否定的な自己評価／感情で,率直に表現される

こともあれば，そうでないこともある．
- **自尊感情状況的低下**：状況（明記する）に対して，自分の価値についての否定的な見方が生まれている状態．
- **自尊感情状況的低下リスク状態**：現在の状況（明記する）に対して，自分の価値についての否定的な見方が生まれる危険のある状態．
- **自己概念促進準備状態**：安寧のためには十分であり，さらに強化することができる，自分についての認識または考え方のパターン．
- **ボディイメージ混乱**：身体あるいは身体の一部の，特徴，機能，限界についての否定的な感情または認識．
- **自己同一性混乱**：自己と非自己を区別できないこと．
- **対自己暴力リスク状態**：自分に対して身体的に，情動的に，性的に害を及ぼす行動をする危険がある状態．

## B 家族のアセスメント

家族の自己知覚-自己概念パターンでは，家族のアイデンティティ（同一性），自尊心，自信，イメージ，気分状態に焦点を当てる．家族アイデンティティには以下の形態がある．
- 核家族：両親と子ども
- 拡大家族：地理的に遠い親族
- 混合家族：再婚で，夫と妻には前の配偶者との間の子どもがあり，現在の婚姻関係の子どもと一緒に生活する場合

親族でない人が一緒に住んでいる家庭もまた，協力的人間関係があれば，お互いに家族と呼び合うことがある．

家族の自尊心は以下に基づいている．
- 関係性の質
- メンバーの団結
- お互いへの関心

家族自体の能力は，以下に対する能力である．
- 日常生活
- 金銭に関係する事柄
- 将来に向けた計画

- 家族のストレス

## リスクの高い家族

この領域の問題に対してリスクが高い家族もある．以下の特徴をもつ家族やグループの自己知覚-自己概念パターンをアセスメントするときは，手がかりに注意する．
- 経済的困窮
- 薬物乱用
- アルコール依存
- ホームレス
- コミュニティにおける少数派の文化的集団

## アセスメント項目

### ○ 看護歴
- 家族メンバーは自宅で暮らしているか？
- 親族とはよく連絡を取るか？（該当すれば，関係性を図示する，図6）．
- 家族メンバーはいつも，家族として自らをよく思っているか，そうでもないか？
- 全般的な家族の気分は？　幸せか？　不安か？　元気がないか？
- どんなことで家族の気分はよくなるか？

### ○ 診察
- 全般的な気分は？　1～10で表す．1はリラックスしている，10は神経質．
- 家族メンバーの応答スタイルは？　1～10で表す．1は積極的，10は受動的．

## 家族図の作成

家族図は，家族の危険因子を一目で特定できる．家族図を作

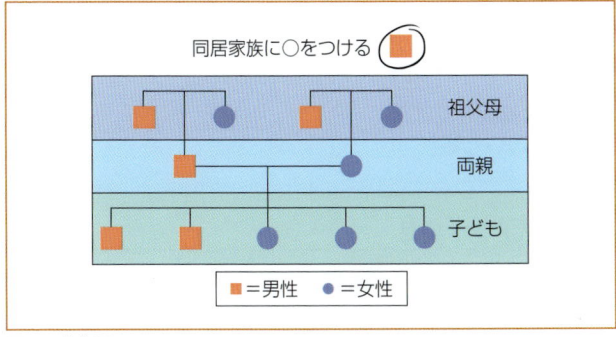

**図6 家族図**

成するときは，家族メンバーを示す記号・符号を使い，記号・符号の意味の説明もつけておく（図6参照）．

### 診断カテゴリー

このパターンでは特定されている家族の診断はない．

## C コミュニティのアセスメント

自己知覚-自己概念パターンは，コミュニティ自体のイメージ，アイデンティティ，安定性に関する住民の認識を描写する．コミュニティの文化，年齢，人種，社会経済的な多様性や，コミュニティ内での少数派集団に対する態度も含む．

### リスクの高いコミュニティ

この領域の問題に対してリスクが高いコミュニティもある．以下の特徴をもつコミュニティをアセスメントしているときは，手がかりに注意する．
- 高い犯罪率，財産犯も含む．
- 路上へのごみ捨て
- 手入れをしていない土地

- 人口動態の変化
- 人種または民族間の緊張
- 失業
- 10歳代の若者の自殺
- 学校でのいじめ

## アセスメント項目

### 看護歴（コミュニティの代表者）
- 住みやすいコミュニティか？　その理由は？
- 状態・状況は，上向き，下降している，それとも変化なし？
- 古いコミュニティか？　かなり新しいか？
- 特定の年齢層が目立つか？
- 住民の全般的な雰囲気：生活を楽しんでいるか？　ストレスを感じているか？　落ち込んでいるか？
- 住民には一般的に，コミュニティでの生活に必要な能力があるか？
- コミュニティや近所の役割は？　パレードは？　ピクニックは？（訳者注：住民が集まって行うイベント，日本では祭り，食事会，清掃活動など）

### 診察
- 該当時：人種，民族の割合
- 社会経済的レベル
- 全般的な雰囲気の観察：コミュニティの住民，会議の住民
- 各年齢層の自殺率
- コミュニティの必要に対する精神保健サービス

## 診断カテゴリー

このパターンでは特定されているコミュニティの診断はない．

## D アセスメントのコツ

- 不安，怒りなどの気分は，家庭やコミュニティ内で伝染しやすいことを覚えておく．絶望感や無力感といった感情や態度も間接的に伝わってゆく．
  - □コミュニティの下位集団も，無力感を抱いたり，自分たちの生活を左右すると確信している問題に対して何もすることができないと感じたりすることがある．たとえば，救命救急室で通訳が 24 時間いつでも利用できるのを待つ移民グループなど．
- 差し迫った手術に対して，患者は恐怖を体験することがある．さらなるアセスメントによって，その体験の意味を明らかにすることができる．
  たとえば，
  - □疼痛あるいは切断・切除
  - □死の危険性
  - □麻酔のために何もできなくなること
  - □予後と，役割や責任への影響
- 判断はアセスメントに基づくべきで，前提・仮定に基づいて判断すると，間違いが起こりやすい．
- 以下の危険因子がある場合，早期のアセスメントと介入によって【自尊感情慢性的低下】の発生を予防できる．
  - □子ども時代の家庭やピア・グループでの嫌な体験
  - □先天性の変形・奇形
  - □慢性的な医学的問題
- 身体の一部や身体機能の喪失後は，【ボディイメージ混乱】を示す以下の自己否定的発言を見逃さない．
  - □無価値
  - □性同一性の問題・疑問
  - □力不足，羞恥心，罪悪感・自責の念
  - □絶望・失望
- 恐怖と不安を区別する．恐怖と不安では介入が異なる．恐怖は対象が明確．不安は対象が広範・拡散．

## E 詳細アセスメント・ツール

### 死の恐怖のアセスメント

以下は，末期の患者がもつ恐れや心配のリストである．死にゆく患者をアセスメントする前に，看護師は以下のリストを見直しておくとよい．患者が恐怖の対象を明確にするのを助けることができる．

#### ○ 他者についての心配
- 他者の悲嘆や苦悩の原因になることが心配
- 死後，家族だけで対処しなければならないことの恐れ
- 経済的負担も含め，自分の死が他者に及ぼす影響が心配

〔NANDA International, pp11-12, 2007 より〕

#### ○ 自分についての心配
- 死にゆく過程の恐れ
- 死に関連した問題も含めた，無力
- 死ぬときに，身体能力と知能を失うことの恐れ
- 死に関連した痛み
- 自分の死のどの場面も，まったくコントロールできないことへの心配
- 遅延する死（死の訪れが遅れること）への恐れ
- 早すぎる死によって，人生の重要な目標が達成できなくなってしまう恐れ

#### ○ 死後の心配
- 創造者との出会いについての心配
- 神や高度なもの（神々）の存在への疑念
- 死後「自分に」何か起こるのかという心配

## F 高齢者の抑うつ状態の検出

### 高齢者の抑うつ状態の危険因子

- ソーシャルサポートの欠如
- 身体的疾患
- 愛する人の死や離婚など，ストレスの多いライフイベント
- 最近経験した伴侶の死
- 伴侶や家族メンバーの介護をしている人
- 孫の世話をしている人
- 女性であること
- 大うつ病の既往
- 抑うつ障害の家族歴
- 自殺未遂の既往
- アルコール依存症あるいは薬物乱用の既往

高齢者にみられる抑うつ状態の症状は以下のとおりである．
- 精神心理的な症候群よりも，身体的症候群の訴えがある．
- 悲しい気持ちの否定
- 無関心または引きこもり
- 罪悪感・自責の念
- 自尊心の低下
- 集中できない
- 不眠
- 記憶障害

〔National Guidelines, National Guideline Center および University of Iowa Gerontological Nursing Intervention Research Core. School of Nursing, University of Iowa, Iowa City より〕

# 10 役割−関係パターン

クオリティ・オブ・ライフ（QOL）は，家族，友人，広いコミュニティで確立した役割や関係性により大きく影響を受ける．多くの場合，役割は私たちのアイデンティティを決め，それぞれの役割における関係性が確立する．個人間の友情関係，仕事上の関係，家族や近所との関係は，多くの人の人生・生活の一部である．

このパターンでは，健康関連の要因によって影響を受ける，あるいは闘病中にサポートを提供してくれる，個人・家族・コミュニティの役割と関係性に着目する．

## パターンの重要性

このパターンのアセスメントが個人，家族，コミュニティで必要な理由は以下のとおりである．

- 役割機能は，ストレス，特に仕事上のストレスの原因になる可能性がある．
- 仕事上の役割は，慢性疾患があればその影響を受け，収入や自己イメージにも影響を及ぼす．
- 初めての出産，低出生体重児の出産，先天性の問題を抱えた子どもをもつ場合の親役割は特に，ほかのパターン領域での調整・適応が必要になる．
- ほかの健康パターンにおける障害は，役割や関係を妨げることがある．
  たとえば，
  □ 重要な関係者（ペットや所有物であっても）の喪失は，正常に機能しない悲嘆につながることがある．
  □ 活動耐性低下や身体可動性障害は，仕事上の役割を妨害することがあり，家族の収入にも影響する．

□高齢者がひとりで生活している場合，消耗性疲労や活動耐性低下は，社会的孤立をもたらす可能性がある．
　　□身体的疾患あるいは精神的疾患は，家族の役割や関係性を混乱させる可能性がある．
　　□うつ状態や不安は，役割機能や関係性を妨げる可能性がある．
- 役割関係は，以下の場合に必要なソーシャル・サポートの基盤である．
　　□手段的支援（何かをすることでの援助）
　　□情動的支援（ケアリング）
- 家族や友人からのソーシャル・サポートは常に重要であるが，病気の間や人生の大事件が起こったときには特に必要になる．以下が提供される．
　　□受容と理解
　　□ケアリングと分かち合い
　　□自己価値の確認・実証
　　□話し相手
- コミュニティは，教育プログラムを開発し，サービスを提供することで，以下を予防する．
　　□対人暴力
　　□子どもへの虐待を含む，ペアレンティング障害
　　□家庭内暴力
　　□失業状態

## A　個人のアセスメント

　役割-関係パターンは，出来事や疾病の影響を受けやすい，個人の仕事・家族社会の役割を描写する．これらの役割内での関係性は，親密な関係からごくわずかな関係まで幅がある．役割には以下のような特徴がある．
- 役割に対する満足と不満
- 役割遂行
- 役割葛藤，緊張，または喪失

　また，関係性に緊張をもたらす以下の要因をアセスメントに

含む．
- コミュニケーション障害，たとえば失語症など．
- 主要の言語を話さない．
- 場所の移動（移転）：母国外への移住（移民），自宅から老人ホームへの移動，集中治療室から病棟への移動など．
- 介護負担
- アルコール依存または薬物乱用

## リスクの高い個人

役割-関係パターンの問題に対してリスクが高い人もいる．以下の特徴をもつ個人をアセスメントする際には，手がかりに注意する．
- 予定外の入院
- 危機の間の家族や友人からの孤立
- 言語の壁
- 以下の喪失・損失
  - 重要な関係者またはペット
  - 所有物・財産
  - 仕事または地位
- 重度の在宅ケアまたは扶養家族のニーズ
- 長期間の介護
- 反社会的な暴力歴また虐待歴
- アルコール依存または薬物乱用
- 十代の親またはひとりで子どもを育てている親
- ホームレス

## アセスメント項目

### ○ 看護歴
- ひとり暮らしか？　家族構成は？
- 対処に困っている核家族の問題，拡大家族の問題があるか？
- 問題はいつもどのように対処しているか？
- 家族やその他の人から頼りにされているか？　あなたの入院

中，その人たちはどうしているか？
- もしも家庭内介護をしていた人であれば：介護している人に対してイライラやストレスを感じることがあったか？（介護者役割緊張が疑われる場合，介護負担の評価に「介護ニーズ・チェックリスト」を参照☞119頁）
- 最近失った物・人があるか？
- 該当する場合：家族や友人はあなたの病気をどう感じているか？
- 子どもをもつ親の場合：子どもの問題はあるか？ 問題の対処で困っていることがあるか？
- 既婚者または同居中のパートナーがいる場合：あなたとあなたのパートナーは，どうやって口論を収めているか？
- 現在の関係に安心感があるか？ この項目は家庭内暴力をスクリーニングするために設けた．このスクリーニングが必要な保健医療機関もある．この質問は，パートナーが同席していないときにする（詳細なアセスメントには，「家庭内暴力・スクリーニング」を参照☞122頁）．
- 宗教的な集まり，クラブ活動など，社会的なグループに参加しているか？
- 信頼できる親しい友人がいるか？
- 寂しいと感じることがあるか？ もしあれば，どれくらいの頻度で寂しさを感じるか？
- 全般的に，職場では物事がうまく行っているか？ 学校ではどうか？
- 収入は必要なものをそろえるのに十分か？
- 地域の一員だと（あるいは地域から孤立していると）感じているか？

## ○ 診察
- もし同席していれば，家族メンバーやほかの人とのやりとり．

## 診断カテゴリー

以下の看護診断は，NANDA-I分類法Ⅱ（2007）に含まれる

A. 個人のアセスメント

個人に関する診断的判断である．下線部は著者が提案する診断であり，まだNANDA-Iには承認されていないが，臨床的有用性を確認している（Gordon, 2006）．

- 悲嘆：情動的，身体的，スピリチュアル，社会的，知的な反応と行動を含む，正常で複雑な過程．それによって，個人，家族，コミュニティは，実際にあった喪失，予期している喪失，または思い込んだ喪失を自分の日常生活取り入れる．
- 悲嘆複雑化：重要他者の死後に生じる障害．死別に付随する苦悩の経験が，標準どおりに進まず，機能障害がみられている状態．
- 悲嘆複雑化リスク状態：重要他者の死後，死別に付随する苦悩の経験が，標準どおりに進まず，機能障害が起こる危険がある状態．
- <u>予期悲嘆 Anticipatory Grieving</u>：重要な関係にある人・物の喪失の予期；所有物・財産，仕事，地位，家屋，理想，身体の部分または機能など．
- 慢性悲哀：慢性疾患や生涯の軌跡を通して，連続的喪失への反応として感じる，周期的で，繰り返し起こる，進行性の可能性を秘めた，広範囲の悲しさ．
- 非効果的役割遂行（明記する）：役割責任の変化，葛藤，否認，または役割責任を果たすことができない（タイプを明記する，広範囲のカテゴリー）．
- <u>未解決の自立-依存葛藤 Unresolved Independence-Dependence Conflict</u>：治療的に，成熟段階的に，社会的に，依存（自立）が期待されているときに，自立（依存）を必要とし求めている状態．
- <u>社会的孤立／社会的拒絶 Social Rejection</u>：個人が孤独感を経験している状態．他者から強いられ，よくないあるいは生命を脅かす状況だとして受け取っている状態．
- 社会的孤立：個人としての完全性に必要なあるいは望ましいレベル以下の人的交流に起因する孤独感．
- 社会的相互作用障害：量的に不十分または過剰，あるいは質的に役に立たない（効果のない）社会的交流．
- <u>社会的技能発達遅延（明記する）Developmental Delay</u>：

Social Skill（Specify）：同年齢群の標準からの逸脱した社会的技能の習得．
- **移転ストレスシンドローム**：ある環境から別の環境への移動後に起こる，生理的または精神社会的混乱．
- **移転ストレスシンドロームリスク状態**：ある環境から別の環境への移動後，生理的または精神社会的混乱の起こる危険性のある状態．
- **ペアレンティング障害（障害を明記する）**：主たる養育者が，子どもの最適な成長と発達を促進する環境をつくり出し，維持し，回復することができない状態．
- **ペアレンティング障害リスク状態（障害を明記する）**：主たる養育者が，子どもの最適成長と発達を促進する環境をつくり出し，維持し，回復することができない危険性のある状態．
- **親役割葛藤**：親が危機に反応して，役割の混乱と葛藤を体験している状態．
- **脆弱な親-乳児間愛着 Weak Parent-Infant Attachment**：親と乳児間または主な養育者と乳児間の結びつきが，相互関係的でないパターン．
- **愛着障害リスク状態**：親／重要他者と乳児との間の，保護的で養育的な相互関係の発達を促進する対話的プロセスの破綻．
- **親子（乳児）分離 Parent-Infant Separation**：乳児と親の相互作用を妨げる要因の存在．
- **ペアレンティング促進準備状態 Readiness for Enhanced Parenting**：子どもの成長と発達を促進するには十分であり，さらに強化することができる，子どもの環境を提供するパターン．
- **介護者役割緊張**：介護者が，家族介護者としての役割の遂行を困難に感じている状態．
- **介護者役割緊張リスク状態**：介護者が，家族介護者としての役割の遂行を困難に感じる危険性がある状態．
- **言語的コミュニケーション障害**：人間関係における言語使用能力の低下または欠如．
- **コミュニケーション促進準備状態 Readiness for Enhanced**

A. 個人のアセスメント

Communication：ニーズや人生の目標を満たすには十分であり，さらに強化することができる，情報や考えを他者と交換するパターン．
- 発達遅延：コミュニケーション・スキル（タイプを明記する）Developmental Delay：Communication Skills（Specify Type）：同年齢群の標準からの逸脱したコミュニケーション・スキルの習得．
- 対他者暴力リスク状態：他者に対して，身体，情動，性的側面に害を及ぼす行動の危険がある状態．

## B 家族のアセスメント

家族の概念はさまざまに定義されている．たとえば，友人が伝統的な家族の機能を果たしている場合もある．伝統的な家族でも関係性には親密な関係から道具的関係までさまざまあり，以下のような役割がある．
- 親役割
- 夫婦
- 社会政治的集団

家族の役割−関係パターンは，家族の構造とプロセスに焦点を当てる．家族は理想的には，以下の領域に注意して，各自の成長と発達に必要な環境を提供する．
- 身体的，物質的
- 心理社会的
- 道徳的
- スピリチュアル

家族のアセスメントでは，しばしば以下が必要である．
- ひとりかそれ以上の家族メンバーが健康問題を抱えている場合，個人のアセスメント．
- 何らかの健康問題や社会的問題が環境の影響による場合，コミュニティのアセスメント．

## リスクの高い家族

この領域の問題に対してリスクが高い家族もある．以下の特徴をもつ家族やグループをアセスメントするときは，手がかりに注意する．
- 退行性の慢性疾患と診断されている家族メンバーがいる
- 周産期死亡
- 家族メンバーの死
- 出国前カウンセリングや支援を受けていない移民家族
- 言語の壁
- 退職後間もない
- 離婚または別居
- 家庭内暴力または虐待歴
- 長期にわたる介護

## アセスメント項目

以下は，このパターンで提案するアセスメント項目である．データから問題が疑われる場合は，もっと詳細なアセスメントが必要である．家庭訪問が必要になることもある．

### ○ 看護歴
- 家族または家族メンバー：メンバーの年齢と家族の構造をリストアップする（図6 ☞ 103頁参照）．
- 核家族または拡大家族に起こっている現在の問題は，対処するのが難しいか？
- 子どもがいる場合：子育てに問題は？ ティーンエイジャーのしつけに問題は？
- 家族メンバーはお互いのプライバシーを尊重しているか？
- 1日に何回，家族そろって食事をするか？
- 家族そろって楽しむ余暇活動があるか？
- 家族メンバー間の関係は？ 兄弟（姉妹）間の関係は？ 両親の関係は？ 親族との関係は？
- 家族メンバーはお互いに助け合うか？

B. 家族のアセスメント

- 家族の必要を満たすのに十分な収入か？
- コミュニティの一員だと（あるいは孤立していると）感じているか？　近隣地域ではどうか？
- 成人の家族メンバーでケアを必要とする人は？　介護者は誰か？　何か問題は？（「介護ニーズ・チェックリスト」を参照☞119頁．）

○ **診察**
- 同席していれば，家族メンバー間のやりとり
- 観察された家族のリーダーシップ役割

## 診断カテゴリー

以下の看護診断は，NANDA-I分類法II（2007）に含まれる個人に関する診断的判断である．

- **家族機能破綻**（明記する）：家族の関係または機能が変化し，メンバーの安寧を支援していない状態．
- **家族機能障害**：家族単位の心理社会的，スピリチュアル，生理的機能が慢性的に混乱し，葛藤，問題の否認，変化への抵抗，非効果的な問題解決，一連の尽きることのない危機を招いている状態．
- **家族機能促進準備状態**：家族構成メンバーの安寧を支えるには十分であり，さらに強化することができる，家族機能のパターン．

## C　コミュニティのアセスメント

役割-関係パターンは，健康に影響を及ぼす，コミュニティ内の役割と関係性に焦点を当てる．以下が含まれる．
- コミュニティ参加と社会的活動の機会
- 民族，人種，年齢層などのコミュニティ構成
- 民族間，人種間，年齢層間の関係性
- 自然資源，産業資源，保健医療サービスなどの資源
- 役割や関係を統制し，社会を形づくる法律，規制，手続き

## リスクの高いコミュニティ

この領域の問題に対してリスクが高いコミュニティもある．以下の特徴をもつコミュニティをアセスメントしているときは，手がかりに注意する．
- 過去に民族や人種の問題，または暴力があった．
- 民族集団や人種グループの孤立
- グループ間の緊張関係
- 住民が，自分の生活に影響する政治問題に，無力を（何もすることができないと）感じている．
- コミュニティ・センターや高齢者センターの欠如
- 教会やコミュニティが実施するレスパイト・サービス（訳者注：介護者に代わって一時的に提供する介護サービス）の欠如
- 教会やコミュニティが実施する遺族支援プログラムの欠如
- 精神保健サービスの不足
- 高い失業率
- 高い中途退学率

## アセスメント項目

○ **看護歴**（コミュニティの代表者）
- ここでは住民が仲良くやっているように見えるか？
- 住民が社交の場として利用している場所は？
- 住民は，行政が人々の意見を反映していると感じているか？
- コミュニティ会議への出席率は高いか，それとも低いか？
- 十分な仕事があるか？
- 給料は公平か？
- 住民は，求人の職種に満足しているか？　住民は仕事に満足しているか？
- 近隣地域で暴力の問題は？
- 家庭内暴力は？　子ども，配偶者，高齢者への虐待は？
- 隣接しているコミュニティとはよい関係にあるか？　協力しているコミュニティ・プロジェクトがあるか？
- ご近所はお互いに支え合っている様子か？

- コミュニティでの親睦会（パーティ，集まり）はあるか？

○ **診察**
- 保健医療関連の会議を含む，住民間の交流は？
- 自分への暴力，対人暴力の統計は？
- 年齢グループごとの自殺者統計は？
- 雇用統計は？
- 収入や貧困に関する統計は？
- 離婚率は？

## 診断カテゴリー

このパターンでは特定されているコミュニティの診断はない．

## D アセスメントのコツ

- コミュニティ・グループの役割と関係は，以下でアセスメントできる．
  - □保健医療関連の行政会議への出席
  - □住民との会話
  - □保健衛生関連の条例や報告書などの記録の閲覧
  - □地元の新聞や警察署からの報告書
  - □インタビュー
- 職業歴からは，ストレス，事故，環境汚染物質への曝露が明らかにできる．
- 仕事上のストレスをアセスメントしているときは，開放型の質問法を使う．もし何かあれば，さらに詳細を聞き出すために，焦点を絞った質問をする．
- 家族が，他国から移住してきたばかり，国内で移転したばかり，馴染んだライフ・スタイルから離れたばかりの場合，喪失感や孤独感が起こりやすい．家族メンバーをアセスメントし，以下の移転ストレスシンドロームの症状に注意する．
  - □移動・移転に，気をもんでいる，くよくよしている．

□移動・移転を選択していなかった（承諾していなかった）
　場合，移動・移転に対する無力感や怒り
　□睡眠障害や摂食障害
　□不安，心配
高齢者が，意思に反して老人ホームと自宅の間を移動した場合，混乱や死亡率増加の危険がある．
- 非言語的メッセージは，コミュニケーションの重要な側面である．言葉と同様に，ボディランゲージや発話の特徴にも注意する．
- 家族図は，以下の場合に役立つ．
　□複雑な家族構成
　□支援体制の欠如
　□家族問題
- 夫婦間，兄弟間，親子間，患者−介護者間の関係をアセスメントしているときは，判断を下す前に，十分に時間をかけて，数回のやりとりを観察する．こうすることで，間違いを防ぐことができる．暴力や虐待の危険性をアセスメントしているときは例外である．

## E  詳細アセスメント・ツール

### 介護ニーズ・チェックリスト

　以下は，家庭での介護ニーズとして考えられるリストである．退院前，家庭訪問時，老人ホームでアセスメントする．他者からの助けが必要（A）または，見守りが必要（S）な項目にチェックする．

**食事**

_____　食料の買い物：交通機関，選択，運搬
_____　食べ物の下準備と調理：コンロの使用
_____　食事：食べ物を容器から口まで運ぶ
_____　容器を開ける，食器やコップを持ち上げる

**更衣と整容**

_____ 買い物:衣服
_____ 衣服を選ぶ(意思決定)
_____ 衣服を着る/脱ぐ:上半身と下半身
_____ ひげそりまたは化粧

**入浴-清潔**

_____ シャワー室や風呂など水が出るところまで行く
_____ 入浴用の用具で身体を洗う
_____ 風呂の水位や温度の調節
_____ 身体を拭く(乾かす)

**排泄**

_____ 便所やポータブルトイレまで行く:座るまたは立ち上がる
_____ トイレを流す:ポータブルトイレの汚物を処分する
_____ 衣服を操作すること(上げ下げ,ボタン,ファスナーなど)
_____ 適切な清潔行為を行う

**家事家政**

_____ 掃除:単純な場合
_____ 掃除:複雑な場合
_____ 洗濯
_____ 修理と維持
_____ 買い物:用具,家庭で使う物の交換品

**個人財産**

_____ 請求書への支払いや税金の支払い
_____ 当座預金の管理:小切手での支払い
_____ 投資の監視
_____ ヘルパーへの支払い

**準備とコミュニケーション**
_____ 資源のアセスメント
_____ ケア提供者や保険業者とのコミュニケーション
_____ コミュニティ資源のアセスメント，関連情報の提供機関（訳者注：原著では，「米国癌協会や米国肺協会」）
_____ 私的郵便物の扱い

**健康関連行動**
_____ 処方どおりの服薬
_____ 薬剤の購入
_____ 医師や看護師に相談すべき症状や合併症の認識
_____ 必要時，医療相談や看護相談を求める
_____ 指示された治療管理の実施
_____ ガーゼ交換・包帯交換の実施
_____ 点滴，酸素，透析，その他の治療の管理
_____ フォローアップに必要な受診予約
_____ 医療機関までの交通手段の手配
_____ ヘルス・プロモーション/疾病に関連した予防的行為の実施：予防接種
_____ 毎日の運動プログラムの計画
_____ 失禁（尿失禁/便失禁）の管理

**ペットの世話**
_____ えさやり
_____ 散歩
_____ 巣箱やおりの掃除
_____ 整容

**余暇活動**
_____ 趣味や余暇活動のための必要物品の準備
_____ 社交行事への参加
_____ 新聞，雑誌，書籍の注文と読むこと

**スピリチュアル活動**
\_\_\_\_\_ 宗教的祭祀（礼拝）への参加
\_\_\_\_\_ 礼拝に行く交通手段の手配
\_\_\_\_\_ 家庭での宗教的儀式の手配
\_\_\_\_\_ 宗教的代表者（代理人）の家庭訪問の手配

## 家庭内暴力スクリーニング

男性も女性も，異性関係あるいは同性関係において，家庭内暴力の被害者あるいは加害者となりうる．アセスメント時には，交際中で婚姻関係にない10歳代の患者をスクリーニングしている場合であっても，患者とケア提供者だけになるようにする．偏った判断を避け，以下の1つ以上の質問で開始する．
- ふたりの関係は全般的に，どんなふうに表現できるか？
- パートナーとは，口論をどうやって収めるか？
- 現在の関係に安心感があるか？

以下のリストは，状況についての現在の情報を再検討する手段として，さらに詳細のアセスメントをするために活用する．

**損傷**：やけど，通常では考えられない場所の打撲傷，顔面のけが，軽度の外傷で繰り返し受診，受診の遅れ，病歴と一致しないけがなど．
**医学診断に起因しない身体不調**：不眠，悪夢，腹部痛，骨盤痛，頸部痛など．
**性的問題**：骨盤の炎症性疾患，性感染症，腟炎，骨盤痛，10歳代の妊娠など．
**精神的問題**：アルコールや薬物の使用，不安やパニック発作，抑うつ，摂食障害，心的外傷後ストレス徴候，自殺企図と自殺未遂など．
**表象（イメージ）**：怒りや不安のボディランゲージ，心理的虐待または虐待を受けた友人についてのコメント，平坦な情動，最小限の発言など．
**家族や友人からの孤立**：入院を家族に知らせないことを希望す

る，友人との交流を断つなど．

**観察**：パートナーを恐れる，質問に対してパートナーに答えを委ねる．パートナーは，周りから離れない，過度に心配している様子，患者をひとりにしない．患者はパートナーの前で話したがらない，あるいはパートナーの意見に反対しない，など．

〔Agency for Health Research and Quality, nationalguidelineclearinghouse.com. Domestic violence Guideline, 2006 より〕

# 11 セクシュアリティ−生殖パターン

セクシュアリティとは，性同一性（性別の自己認識）の行動表現である．
- 男性である，あるいは女性である，という認識や実感は，幼児期から始まり，生物−心理−文化的影響を受けて発達する．生まれ（遺伝的特徴）の影響も，育ち（環境）の影響も受ける．
- 異性，同性，あるいは両性に対して感じる魅力や感情は，性的指向として知られる．

セクシュアリティや性的関係は，映画，テレビ，広告でよく描写されているが，個人や家族は，性に関するテーマは私的なものだと考えている．このテーマについて患者と話し合う意義や必要性を，まず明確にしておくべきである．そのうえで，看護師と患者の双方が，心地良く思える話し合い方，取り組み方法を決める．
- セクシュアリティと性的関係も，健康の一側面であることを確認する．
- このパターンのアセスメントが必要であることを理解する．なぜならこのパターンは，以下の影響を受けるからである．
  - □病気や障害
  - □薬剤．たとえば，よく処方される降圧薬や抗うつ薬など．
  - □老化
  - □麻薬
- 話し方や取り組み方法は，患者の年齢層や文化で変える必要があることを，正しく理解しておく．

個人，家族，コミュニティのセクシュアリティ−生殖パターンのアセスメントでは，以下に焦点を当てる．
- 生殖に関する問題，性同一性（性別の自己認識），性的関係
- セクシュアリティと生殖に対する家族の態度や姿勢．親から

子へと伝わる次世代のパターン
- コミュニティでの教育プログラムや，政治的活動，法的措置，社会的行為によって固まった行動基準．

## パターンの重要性

このパターンのアセスメントが，個人，家族，コミュニティで必要な理由は以下のとおりである．
- 米国における AIDS の発生率は，男性同性愛者では低下しているが，女性と異性カップルでは増加している（訳者注：日本は先進国で唯一 HIV 感染者が増加している）．
- 性感染症（STD）は大きな健康問題である．たとえば，女性の4人に1人，男性の5人に1人が，反復性・伝染性・治療不能の性器ヘルペスに感染している（Gardner, 2006；Beauman, 2005）．多くの性感染症には潜伏期間があり，感染後しばらくの間，症状がないものの，安全な性行為でも伝染する危険性がある．
- ヒト・パピローマ・ウイルス感染は治りにくく，子宮頸がんとも関係している．ワクチン接種が有効で，小学6年生以上の性的に活発な女性を対象に行われる．
- 多くの親が，子どもの性教育に関して情報と援助を必要としている．
- 虐待，性的暴力，十代の妊娠から子どもを守るための方策を，親やコミュニティは講じる必要がある．
- レイプ事件の多い地域では，コミュニティの健康教育プログラムや安全対策，たとえば，街灯の設置，警察の保護，警戒（自警）が予防策として不可欠である．
- 初潮や閉経を難しく感じる（対処に困る）女性もいる．個人の反応は，生物的，心理・社会的，文化的要因の影響を受ける．
- 閉経期に起こるホルモン変化の影響は，観察する必要がある．
- 家族によっては，生殖についての健康教育やカウンセリングを希望している．

## A 個人のアセスメント

性的関係における愛情や，ケアリングの表現と家族づくりは，セクシュアリティ-生殖パターンの重要な側面である．死別や離別によるパートナーの喪失，不妊症，疾病，障害は，生殖の妨げになることがある．さらに，STD，虐待，老化による変化も，性的関係を左右する．以下の場合，性行為の調整が必要になる．
- 脊髄損傷と脳卒中
- 腎臓疾患と透析
- 人工肛門造設やほかのオストミー
- 心肺系の疾患
- 老化に伴う，神経血管系の変化（男性）とホルモン変化（女性）

禁欲や安全な性行為といった調整は，STDの場合も必要になる．個人のセクシュアリティ-生殖パターンのアセスメントでは以下に焦点を当てる．
- セクシュアリティ
- 性的関係
- 生殖
- 家族計画
- 初潮と閉経

このパターンをアセスメントしているとき，セクシュアリティと性的関係に対する姿勢（態度）は，文化や年齢層によって異なり，同じ文化内や年齢層内でも異なることがわかる．たとえば，夫と死別し病弱の85歳の女性に対応するときは，未婚で性的に活発な25歳の男性への対応とは異なるアプローチを用いる．

## リスクの高い個人

このパターンの問題に対してリスクが高い人もいる．以下の特徴をもつ個人をアセスメントする際には，手がかりに注意する．

- 性的虐待歴
- セックスの相手が複数
- 無防備な（コンドームを使用していない）性行為
- 結婚生活の葛藤
- 家庭内暴力
- アルコール乱用（一時的，慢性的な依存症）
- 糖尿病などの疾病
- 高血圧治療薬などの薬剤
- 老化に伴う，神経血管系の変化（男性）とホルモン変化（女性）
- 葛藤（社会・仲間からの圧力対禁制や価値観）
- ボディイメージの混乱あるいは自己表象（自己イメージ）混乱

## アセスメント項目

### ○ 看護歴
- 性的関係に満足しているか？　問題があるか？
- 性的能力に影響する薬剤を使用しているか？
- 安全な性行為を実施しているか？　いつも？　ときどき？　全くしない？
- 該当する年齢であれば：初潮年齢は？　最終月経期は？　問題は？
- 女性の場合：経産？　妊娠回数は？

### ○ 診察
内診を含む全身の診察の指示がない限り，不要．

## 診断カテゴリー

以下の看護診断は，NANDA-I 分類法 II（2007）に含まれる個人に関する診断的判断である．
- 非効果的セクシュアリティパターン：自分のセクシュアリティに関する心配の表明．

A. 個人のアセスメント

- 性的機能障害：性的機能の変化．満足感がない，報われない，または不十分であるとみられている状態．
- レイプ−心的外傷シンドローム：被害者の意思に反し同意のない，無理やりの暴力的な性的暴行に対する，持続的な不適応反応．
- レイプ−心的外傷シンドローム（複合反応）：被害者の意思に反し同意のない，無理やりの暴力的な性的暴行．今回の暴行または暴行未遂によって発症した心的外傷後シンドロームに，被害者のライフスタイルの破壊が起こる急性期と，ライフスタイルを再構築する長期にわたる過程が含まれている状態（訳者注：NANDA-I 分類法 II 2009-2011 では削除された）．
- レイプ−心的外傷シンドローム（沈黙反応）：症状と徴候はあっても，被害者がレイプがあったことを誰にも話さない状態（訳者注：NANDA-I 分類法 II 2009-2011 では削除された）．

## B 家族のアセスメント

家族は，セクシュアリティやケアリング関係に関した相互作用の健全なパターンを育む環境を提供する．家族のセクシュアリティ−生殖パターンでは，以下の満足あるいは不満足に焦点を当てる．
- 夫婦関係
- 性的関係
- 家族計画
- 性に関して子どもを教育・助言する能力

役割−関係パターンでも述べたように，家族の概念はさまざまに定義され，さまざまな関係性には家族の特徴がみられる．アセスメントは状況に合わせる必要がある．

### リスクの高い家族

この領域の問題に対してリスクが高い家族もある．以下の特徴をもつ家族やグループをアセスメントするときは，手がかりに注意する．

- 家庭内暴力または虐待歴
- 言葉の暴力または屈辱的経験（現在または過去に）
- 重要他者の喪失直後
- 子どもの死
- 性教育に関する知識不足
- プライバシーの欠如
- 仕事，家族，経済的状況（懐具合），ほかの責任などのストレス
- 慢性疾患

## アセスメント項目

### ○ 看護歴
- 性交渉相手が在宅中または同席の場合：性的関係に満足しているか？　問題は？
- 老年のカップルの場合：セックスに対して，あなたやパートナーの関心に変化は？
- 未婚の場合：セックスに関して問題は？
- 導入時の質問：家族計画を行っているか？
- 避妊薬や避妊具を使用しているか？　どれくらいの期間？　使用上に問題は？
- 該当時：親密な触れ合い（セックス）のための時間や場所の確保は難しくないか？
- 子どもが年齢相応であれば：性に関して，子どもに説明したり，話をしたりするのに違和感はないか？
- 子どもが年齢相応であれば：子どもは性的に活発か？　安全な性行為を知っているか？

### ○ 診察
なし

## 診断カテゴリー

このパターンでは特定されている家族の診断はない．

## C コミュニティのアセスメント

 流動的ではあるが，コミュニティには社会的に容認できる行為に関して，文書化されている基準（スタンダード）と文書化されていない基準がある．社会的，文化的，宗教的指向性がこれらの基準に影響する．コミュニティの基準は，国家，州，あるいは地方の法律や規制の基盤の1つになる．
 たとえば，以下があげられる．
- 映画の観客指定
- 成人向け雑誌や映画の販売
- ラジオやテレビの放送内容の妥当性
- 人工妊娠中絶が認められている時期
- 結婚許可証，結婚できる年齢
- 成人による未成年者との性交渉，意思に反した性交渉

 コミュニティのセクシュアリティ-生殖パターンのアセスメントは，以下に焦点を当てる．
- 性教育，学校やコミュニティで提供するプログラムを含む．
- 性的暴力を予防するプログラム
- 成人向け娯楽の法的規制
- 生殖に関する問題（地域より広範囲の）

## リスクの高いコミュニティ

 この領域の問題に対してリスクが高いコミュニティもある．以下の特徴をもつコミュニティをアセスメントしているときは，手がかりに注意する．
- 10歳代での妊娠の増加
- 成人向け娯楽に対して法的規制がほとんどない．たとえば，映画，酒場，書店．
- 十分でない犯罪予防
- レイプ被害者支援センター（強姦救援センター）がない．
- STDの予防施設や治療施設の不足
- 高い離婚率やひとり親家庭

## アセスメント項目

### ○ 看護歴（コミュニティの代表者）
- 住民は，ポルノ，売春，子どもの安全（児童性愛者を含む）などに問題があると感じているか？
- 性的暴力を予防するうえで警察の活動は十分か？
- 住宅地域には自警団があるか？
- 学校での性教育を住民は支持しているか？
- 出生前検診の受けられる施設は十分か？

### ○ 診察
- 一般的な家庭の規模，子どもの人数
- 男女比
- 平均的母性年齢
- 乳児死亡率
- 10歳代の妊娠割合
- 離婚率
- 人工妊娠中絶率
- 性的暴力の統計
- 受胎調節情報に関する法律や規制

## 診断カテゴリー

このパターンでは特定されているコミュニティの診断はない．

## D アセスメントのコツ

- 役割-関係パターンで得た結婚歴（配偶者の有無）の情報から，以下の質問をすることでスムーズに移行できる．
  - □既婚者：夫婦の性的関係には満足しているか？
  - □未婚者：形はどうであれ，性的に活発か？　そうであれば：性的関係に問題は？
  - □既婚の高齢者：セックスに対して，あなたやパートナーの

関心に変化は？
　　□未婚の高齢者：セックスに関して問題は？
- ほかのパターンをアセスメントしたときと同じ声と話し方で，スクリーニング的な質問をし，性的な心配事について話しても全く問題がないことを理解してもらう．
- セクシュアリティ-生殖パターンは，役割-関係パターンに組み込むこともできる．しかし，別々にしておくことで，認知度が上がり，この領域の健康が軽視されるのを防ぐことができる．看護師がこのパターンをなぜ無視しがちであるのか，世界中から寄せられる理由は以下のとおりである．
　　□質問の仕方がわからない，あるいは，どんな言葉を使えばよいかわからない．
　　□看護師と患者の性別の違い．たとえば，女性の看護師と男性の患者，男性の看護師と女性の患者．
　　□患者が難しい質問をしてきたときの恥ずかしさ，きまりの悪さを心配する（質問内容と回答できないことで，恥ずかしさが倍増する可能性がある）．
　　□質問が患者の病気には関係ない（関係ないことはほかでもアセスメントしたにもかかわらず）．
　　□時間がない（世界中の理由）．
- 看護師や医師は，このパターンのアセスメントをためらいがちであることを認識し，PLISSIT モデルを提案している医療機関もある（Katz, 2006；Annon, 1974）．これは 4 つのレベルの治療的コミュニケーションを表している．看護師は自分の能力に応じて，最も心地よい（安心な）レベルを選ぶ．
　　□許諾 Permission：どんな質問をしてもよいことを，言語的，非言語的メッセージで伝える（訳者注：ほかの人に危害を加えない限り，患者の行動，思考，感情，空想は普通のことであると安心感を与える）．
　　□限定的情報 Limited Information：情報を提供する（訳者注：患者の心配事に対して，特定の情報を提供する）．
　　□具体的提案 Specific Suggestions：問題に対して．
　　□集中的治療 Intensive Therapy：セクシュアリティの専門家に相談する．

- 人工妊娠中絶，性的暴力，虐待が多いコミュニティであれば，学校での性教育や生殖教育プログラムについてアセスメントし，学校内の看護師（養護教員・保健室の先生），PTA，警察から情報を入手する．
- 患者が提供してくれたセクシュアリティに関する情報は，スタッフ間でもその他の人とでも，決して話題にしてはならない．性的指向は，患者の記録には記載しないのが一般的である．
- 看護診断【非効果的セクシュアリティパターン】を使う場合，表面的なアセスメントは避ける．さらなるアセスメントを行い，困難，変化，限界，葛藤を特定する．これらの問題は，以下が原因となっている場合がある．
  - ☐ STDへの恐怖
  - ☐ 妊娠の恐れ
  - ☐ 疾病，老化，身体の機能や構造の変化に対応する手段の選択肢についての知識不足
  - ☐ プライバシーの欠如
  - ☐ 性的指向や変形に関する葛藤
  - ☐ 重要他者との関係性の変化（NANDA, p198, 2007）
- 以下の身体の機能や構造の変化は，性的関係に影響し，ボディイメージ混乱を起こす可能性がある．
  - ☐ 肥満
  - ☐ 乳房切除術あるいは子宮切除術
  - ☐ 前立腺切除術
  - ☐ 心筋梗塞
  - ☐ 老化に伴う変化
- 性的指向のアセスメントについては，判断に注意が必要である．受容的な姿勢が伝わると，配偶者の有無や家庭生活に関する質問の際，患者は自分の指向について述べることが多い．アセスメントの中で質問しておかないと，性的指向について直接的に質問するかどうかの決断は，「プライバシーの侵害」を取るか，「健康の危険因子や情報権，法的問題に対する性的指向の影響」を取るかの選択となり，結果として全く別の健康教育が必要になる．

D. アセスメントのコツ

- 高齢の患者では，認知障害の有無に関係なく，本人が性的暴力を訴えたり，徴候が認められたりしたら，法医学プロトコルに沿ったアセスメントと警察への報告が必要である〔National Center for Elder Abuse, 2004；Burgess et al, 2005〕．

# 12 コーピング−ストレス耐性パターン

個人,家族,コミュニティが経験するストレスは,高次機能に影響することも,混乱・崩壊につながることもある.どちらに向かうかは,以下の要因が左右する.
- ストレスの重症度
- コーピング反応のタイプ
- 支援体制があるかどうか

問題解決,リラクゼーション,対人コミュニケーションなどの,社会的に容認されている健康的なコーピング方略は,生涯を通じて学習する.以下は,ストレスに特有の用語である.

- ストレッサー:自己全体性への脅威として認識されたとき,闘争・逃走反応,精神生理学的反応(心と身体の反応)を起こすプロセスや出来事,人物,状況.ストレッサーには,計画外の移転(再配置)のような急性のものも,うまくいっていない義理の両親との関係のような慢性的なものもある.ストレスにはさまざまな種類がある.
    - 精神的ストレス:脅威的な出来事に対する自律神経系の反応で,恐怖や不安症状を呈する.
    - 身体的ストレス:運動の最中,循環器系や呼吸器系に起こる内的あるいは外的要求に対する身体組織の反応.
- コーピング方略:脅威的な出来事に関連した不安や恐怖に対処するために用いる行動.効果的(適応)な方法もあれば非効果的(不適応)な方法もある.
    - 効果的な方法は,不安をコントロールし,問題解決へと導く.
    - 非効果的な方法は,食べ物,タバコ,麻薬,アルコールの乱用につながる危険性がある(「コーピング方略分類」を参照☞144頁).
- ストレス耐性:自己全体性への脅威に対応する能力・力量.

コーピング-ストレス耐性パターンでは以下に焦点を当てる.
- 個人,家族,コミュニティのコーピング方略
- コーピング方略の有効性
- ストレスを予防する健康習慣

## パターンの重要性

このパターンのアセスメントが,個人,家族,コミュニティで必要な理由は以下のとおりである.
- 患者の「健康な自分」から「病気の自分」や「慢性的に体調がすぐれない自分」への変わり目には,コーピングが必要になる.コーピングの成功は,好調な疾病管理につながる.
- 出来事や状況,物体,関係性をストレスだと知覚するかどうかは,個々人による.ある出来事にはストレスが多い,と決めてかかるのは間違いのもとである.文化,価値観,過去の経験は,どう感じるかを左右する.
- 心筋梗塞などの重篤な病気の急性期には,否認がみられるが,これは有用なコーピング方略である.脅威的な出来事の克服には,時間が不可欠である.急性期を過ぎても続く否認は有害である.リハビリテーションを妨害する.
- 大手術の前にコーピング方略をアセスメントすることで,術前不安のリスクの高い患者を特定できる.
- コーピング能力に負荷をかける出来事,戦争,殺人,大事件,地域災害,強姦,暴力などは,【心的外傷後シンドローム】発生の危険性がある.
- 個人の場合,【心的外傷後シンドローム】が診断され治療されなければ,長年にわたって慢性的問題が発現することがある.
- トラウマや災害が広範囲に及ぶ場合,コミュニティ全体が影響を受けることがある.
- 衝撃的な出来事の程度をアセスメントすることで,早期介入や早期治療の必要性がわかる.
- 家族とコミュニティは,通信,医薬品,住宅,水,食料などの必需品についての,緊急時に向けた計画が必要である.

- 友人や家族のネットワークなどの支援体制は，ストレッサーに対するコーピングの重要な要素の1つである．
- わずかな比率（1％以下）ではあるが，若い女性が，緊張を和らげる手段として自傷行為を行う．若い男性がこの手段をコーピングに用いる比率は明らかでないが，女性よりは少ない．
- 仕事上のストレスは，どこの職場にもある．ほかのストレス同様，自律神経系の興奮状態が長引くと，以下につながる（Welker-Hood, 2006）．
  - ☐高血圧
  - ☐心臓病
  - ☐筋骨格系障害
  - ☐免疫不全
  - ☐うつ病
  - ☐自殺

## A 個人のアセスメント

脅威となる出来事でも，ストレスを量的に測定することは難しい．なぜならば，ストレスは，個人がストレッサーをどう評価するか，個人にとってストレッサーの影響はどんな意味があるか，によるからである．生きてゆくうえでストレスは避けられない．したがって，個人はそれぞれ，効果的なコーピング方略を学習する必要がある．

個人のアセスメントでは，以下に焦点を当てる．
- ストレッサーとストレス耐性
- コーピング・パターンとその有効性

### リスクの高い個人

この領域の問題に対してリスクが高い人もいる．以下の特徴をもつ個人をアセスメントする際には，手がかりに注意する．
- 診断あるいは予後が不確実であること
- 金銭的問題

- 結婚生活の問題
- 人間関係の葛藤
- 健康に関する意思決定の葛藤
- 仕事が自分に合っていない
- 高度の要求があるわりに,自由のきかない仕事
- 高度の作業のわりに,低賃金の仕事
- 友人や家族が少ない

## アセスメント項目

### 看護歴
- 話を聞いてくれる人がいるか? 今,その人は近くにいるか?
- いつも緊張しているか,それともリラックスしているか? どんなことで気分が楽になるか?
- リラックスのために,薬品,麻薬,アルコールなどを使うか?
- ここ1〜2年で,生活に大きな変化があったか?
- 問題が起こったとき,どうやって対処するか? たいてい,その方法でうまくいくか?

### 診察
- 不安を1〜10で表す.1はリラックスしている,10は神経質になっている(時間が経ってから再度行う).
- 面接の間,集中するのが難しいか.
- 声の震え
- 心拍数
- 血圧

## 診断カテゴリー

以下の看護診断は,NANDA-I分類法II(2007)に含まれる個人に関する診断的判断である.下線部は著者が提案する診断であり,まだNANDA-Iには承認されていないが,臨床的有用性を確認している(Gordon, 2006).

- **ストレス過剰負荷**：取り組みの必要な要求が，量的にも質的にも多すぎる状態．
- **非効果的コーピング（明記する）**：効果的な評価や反応の選択などの適応行動の障害，および，資源を活用できないこと．ストレスの多い生活状況への対処が，不安，恐怖，怒りを妨いだりコントロールするのに十分でない状態．状況的または成熟性の危機や不確実性など，ストレッサーを特定する．
- **コーピング促進準備状態**：安寧のためには十分であり，さらに強化することができる，要求に対する認知的対処および行動的対処のパターン．
- <u>**回避的コーピング** Avoidance Coping</u>：積極的なコーピングが求められる状況で，事実，意義，因果関係などの情報を，長期にわたって軽視あるいは否認すること．
- **防衛的コーピング**：肯定的自愛に対して感じた潜在する脅威から自分を守る，自己防護パターンに基づき，偽りの肯定的自己評価を繰り返し投射すること．
- **非効果的否認／否認 Denial**：健康に有害な出来事の知識またはその意味を否定することで，不安や恐怖を軽減しようとする，意識的または無意識的な試み．
- **自殺リスク状態**：自身の手によって致命的な身体損傷を起こす危険がある状態．
- <u>**サポートシステム不足** Support System Deficit</u>：他者からの精神的あるいは道具的支援が十分でないこと．
- **心的外傷後シンドローム**：忘れられないほど衝撃的で抗しがたい出来事に対する，持続的な不適応反応．
- **心的外傷後シンドロームリスク状態**：忘れられないほど衝撃的で抗しがたい出来事に対する，持続的な不適応反応が起こる危険がある状態．
- **自己傷害**：緊張を和らげるために，致命的でない身体損傷を加えるつもりで，組織を損傷する，意図的な自傷行動．
- **自己傷害リスク状態**：緊張を和らげるために，致命的でない身体損傷を加えるつもりで，組織を損傷する，意図的な自傷行動を起こす危険因子がある状態．

A. 個人のアセスメント

## B 家族のアセスメント

　病気や障害の発生時，人的資源や物質的資源を動員し，ストレッサーに抵抗できる家族もある．いつも持続的にストレスを抱えて生活しているために，効果のないコーピング方略を使う家族もある．病気や障害のストレッサーに対するコーピングには以下が必要となる．
- 家族内での役割-関係性の変更
- これまで扶養されていたメンバーが，介護者役割を担う
- ソーシャル・ネットワークやコミュニティ資源に援助を呼びかける

　家族のアセスメントでは以下に焦点を当てる．
- 家族機能に対する現在のストレッサー
- コーピング方略
- コーピング方略の有効性

## リスクの高い家族

　この領域の問題に対してリスクが高い家族もある．以下の特徴をもつ家族やグループをアセスメントするときは，手がかりに注意する．
- 交流やコミュニケーションの時間がない
- 金銭的問題
- 短期間に発生した複数のストレッサー
- 片親の家庭でみられるような，避けられない責任
- 食料，衣服，住居などの未解決のニーズ
- 適切とは言い難い住居
- 家族メンバーの病気や障害

## アセスメント項目

○ **看護歴**
- 過去数年間に，家族に大きな変化や困難な状況はあったか？
  変化があった場合：メンバーは変化にどう適応したか？

- 家族はいつも緊張しているか，リラックスしているか？　緊張している場合：何が緊張を和らげるか？
- 緊張を和らげるために，薬品，麻薬，アルコールを使う人がいるか？
- 日常的な家族問題が発生したとき，どのように対処するか？たいての場合，それはうまくいくか？
- 緊急時の伝達方法や対処方法について，家族に計画はあるか？

○ **診察**
なし

## 診断カテゴリー

以下の看護診断は，NANDA-I 分類法 II（2007）に含まれる診断的判断である．

- **家族コーピング妥協化**：健康課題に関連した適応作業を患者が管理・習得するのに必要なサポート・安楽・援助・激励を，通常なら支援的な家族メンバー・親しい友人といったプライマリパーソン（主たる介護者）が，不十分に・非効果的に・妥協的に提供している状態．
- **家族コーピング無力化**：家族メンバーやプライマリパーソンなど重要な関係にある人の行動により，自身や患者が健康課題に適応するのに必要な作業をうまくこなせない状態．
- **家族コーピング促進準備状態**：患者の健康問題にかかわる適応課題を，家族が効果的に処理し，家族自身や患者の健康増進および成長のための欲求とレディネスを示している状態．

## C コミュニティのアセスメント

政府省庁を介して，コミュニティには，危機発生時や災害発生時に必要な計画をもつ責任がある．コミュニティ全体のストレッサーに対する計画は，地理的に生じる可能性のあるリスクに応じたものでなくてはならない．

たとえば，以下が挙げられる．
- 竜巻・突風
- 台風・ハリケーン
- 炭鉱災害
- 大規模な産業事故
- テロ攻撃
- 一触即発のデモ

〔訳者注：日本には，災害対策基本法（第40条）のもと，各地方自治体に，防災のために処理すべき業務などを具体的に定めた計画，地域防災計画がある〕

コミュニティのコーピングには，危機に対応するための政府省庁，住民，物資の動員・集結が含まれる．個人と同様でコミュニティも，効果的でないコーピング方略を使うことがある．
- 起こりうる出来事の否認あるいは軽視
- 緊急事態に備えた問題解決と計画の不足．たとえば，災害訓練や避難計画に必要なスタッフの不足など
- 資源動員・集結の遅れ

これまでの危機や災害の経験から，コミュニティがいかに今後の危機に対処するかを予測できる情報が得られる．

## リスクの高いコミュニティ

ストレッサーに対するコーピングの問題で，リスクが高いコミュニティもある．以下の特徴をもつコミュニティをアセスメントしているときは，手がかりに注意する．
- 災害時の医療計画の妨げとなる政治的対立
- 財源不足
- 危機管理に必要な医療提供者の訓練不足
- コミュニティの無力感
- 警察や消防を含む，緊急医療体制の不備
- 高い犯罪発生件数
- 個人財産に対する敬意の欠如
- 大きなコミュニティ・ストレスに対処するための情報インフラの不足

## アセスメント項目

### ○ 看護歴（コミュニティの代表者）
- 最近のコミュニティ・ストレスは？　どう対処したか？
- 現在，ストレスを感じている，緊張感を示している住民グループは？
- 必要であれば：消防，警察，救急車を呼ぶ仕組み・設備は？ 自殺予防ホットラインは？
- 住民は，健康関連の緊急事態に限らず，緊急時の対応についての訓練を受けているか？
- 病院には災害発生時の計画があるか？

### ○ 診察
- 社会的問題に関する統計．たとえば，非行，薬物乱用，アルコール依存，自殺，精神障害，などの社会的ストレス
- 学生が放課後に集まる場所・施設
- 人種，民族，性別ごとの失業率
- 緊急時，災害時の計画
- 避難所や医療用品の設置・確保（天候関連の災害やほかの危機に必要な場合）

## 診断カテゴリー

以下の看護診断は，NANDA-I 分類法 II（2007）に含まれる診断的判断である．

- **非効果的地域社会コーピング**：コミュニティの要求やニーズを満たすには不十分な，問題解決に必要なコミュニティの活動パターン．
- **地域社会コーピング促進準備状態**：コミュニティの要求やニーズを満たすのに十分な，適応と問題解決に必要なコミュニティの活動パターン．現在または将来の問題やストレッサーの管理に向け，さらに向上できる状態．

## D アセスメントのコツ

- 個人や家族が病気,障害,その他のストレスの多い出来事に対処しているときは,2つの重要な要素をアセスメントする.それは,自尊心と対処できる自信である.
- 一般的に,最も健全で効果的なコーピング方略は,問題解決である.
- 対応すべき要求が多すぎて,ストレス耐性を上回ると,ストレス過剰が発生する.患者には,自分のストレス・レベルを1～10の尺度で評価してもらう.7以上であれば,ストレス過剰の診断手がかりとなる.
- いろいろと質問をし,ストレッサーの原因や意味を特定する.ストレッサーが明確になっていないと,個人,家族,コミュニティは,課題や問題に対処できない.「ストレスでいつもまいっている」では,はっきりしない.
- 病気,服薬,食事や運動療法を自己管理している患者のアセスメント時には,表面的なアセスメントだけで,【非効果的コーピング】と判断しないようにする.
- 検査後から診断結果が出るまでの期間のコーピング方略をアセスメントする.特に衝撃的な告知が予測される場合,重要になる.

## E 詳細アセスメント・ツール

### コーピング方略分類

コーピング方略は心理的な防護過程であり,直接的な認識・意識の域を超えている.以下のうち,「問題解決」以外は,人生のいろいろな場面で継続的に使われすぎたり,機能の妨げになったりすると,健康的ではない(防衛機制とも呼ばれる).

以下のコーピング方略は,不安や非効果的コーピングをコントロールするときに使う.

### 表15 コーピング方略分類

| コーピング方略 | 解説 |
| --- | --- |
| 問題解決 | ストレッサーと関連する感情に対処するために、現実的に評価し、計画し、行動すること. |
| 補償 | 自分の行動の不足あるいは想像上の不足に打ち勝つために、1つの領域に秀でること. |
| 合理化 | 行動を正当化するために、言い訳を使うこと. |
| 否認 | 精神的苦痛を起こす可能性のあることを、すべて認めないこと. |
| 抑圧 | 脅威となる出来事を意識外に押しやり、無意識に思い出さないようにすること. |
| 同一視 | ほかの人の行動や外見をまねること. |
| 知性化 | 人間味のない理知的な発言で応答し、感情を否定すること. |
| 退行 | より以前の発達段階にふさわしい行動をとること. |
| 離人 | 自己同一性（アイデンティティ）を失うこと. |
| 昇華 | 承認されない性向を、承認されるものへと変えること. |
| 抑制 | 意識的に行動しないと決めること. |
| 転移（置き換え） | 社会的に承認されない、脅威的な物、人への感情を、より承認されるものへ向けること. |

E. 詳細アセスメント・ツール

# 13 価値−信念パターン

　価値−信念パターンは，医療サービスに影響を及ぼす，個人，家族，コミュニティの重要な2つの特性を描写する．それは以下のとおりである．
- 個人，家族，コミュニティにとって重要な理念と行動
- 意思決定を導き，精神力と安楽をもたらす信念

　スピリチュアリティや価値観は，信仰や宗教的信念に影響されることが多い．社会的に望ましいアウトカムは，道徳性や道徳的行為である．価値観，信念，行動の三者間の関係を，以下の定義で明らかにする．

- **信念**は，精神的あるいはスピリチュアルな確かさを伴い，真実・本物として受け入れられたこと．
- **価値観**は，受け入れられた個人やグループの原理あるいは基準．
- **スピリチュアリティ**は，その人に重要な一連の意義，価値観，信念に由来する生き方．意義は，人生の目的，希望，苦悩に焦点を当てる．
- **道徳性**は，さらなる公益を追求する行動の遂行で，哲学的原理や神学的原理に基づいている．一般的に善行と呼ばれる．
- **宗教**は，宇宙を創造し人間の生命にも関与する超自然的な力に対する信念．それぞれの宗教には，一連の儀式・慣習，信念，神学的理論がある．
- **信仰**は，考え，人，事象についての内面的な認識．

　祈りと治療の関係は古代史に起源を発する．最近の研究によると，高い割合の人が病気の予防や病気への対処に祈りを使っているが，医療提供者に祈りを求める人はほとんどいない．

　米国内では，病院やその他の医療施設の認定機関である病院認定合同委員会（JCAHO）が，スピリチュアル・ニーズに関して情報収集することを求めている（2000）．

## パターンの重要性

このパターンのアセスメントが，個人，家族，コミュニティで必要な理由は以下のとおりである．

- 信念や価値観は，決断，目標，行動に影響する．看護師は，健康関連の信念や価値観を理解しておくことで，疾病や健康管理の改善への動機づけに必要な理由を見つけることができる．
- その人や家族の意思を理解しておくことで，倫理的問題の発生時や，手術・治療・事前指示（書）を使う必要性が生じた場合などに，情報を提供することができる．
- 患者は医療情報のプライバシーを重視している．これは倫理原則の自律性に由来している（Grace, 2004）．
- 研究によると，米国人のほぼ3人に2人が，宗教は生きるうえで非常に重要だと回答している．20人中の19人が神を信じている．
- 米国には多様な宗教があり，同じ宗教でも異なる儀式があり，個人の宗教的儀式は，本に書かれているものとは異なる場合がある．
- 個人や家族の多くが，病気や危機の間のコーピング方略として祈りを行っている．
- 病気が長引く，進行性，あるいは致死的な場合，スピリチュアルの（精神的）価値観が，ケアにおいてより重要視されることがある．
- 患者や家族の宗教および院内牧師の訪問の希望を知っておけば，スピリチュアルの要求を満たす支援ができる．
- 死につながるような病態生理が何もなくても，失望や絶望した（スピリチュアルペインの）人は，寿命よりも早く死ぬ可能性が高い（Harkreader and Hogan, p1194, 2004）．希望がないと，生きようという意志が出てこない．

## A 個人のアセスメント

宗教も含めた価値観や信念は，健康信念に影響する可能性が

ある．同様に，健康信念は以下に影響を及ぼす．
- 病気の原因についての考え方
- 食事のパターン
- 治療の選択肢
- 死後の処置

このパターンでは以下に焦点を当てる．
- 重要な価値観
- 将来に向けた計画
- スピリチュアルあるいは宗教
- スピリチュアルの支援と宗教上のニーズ

## リスクの高い個人

この領域の問題に対してリスクが高い人もいる．以下の特徴をもつ個人をアセスメントする際には，手がかりに注意する．
- 成熟移行や退職など，人生の移行期
- 宗教的儀式に対する文化的障壁
- 終末期
- コントロールできていない痛み，慢性疼痛
- 重要な関係にあった人，ペット，仕事，身体部分，身体機能などの喪失
- 意思決定の葛藤．たとえば，危険性が同程度な2つの選択肢からの選択など
- 価値観の葛藤
- ソーシャル・サポート不足
- 孤独感

## アセスメント項目

### ○ 看護歴
- 全般的に，望むような生き方ができているか？　人生で最も重要なことは？
- 該当時：将来への計画は？
- 自分の人生・生活で，宗教は重要か？　そうであれば，問題

が生じたとき，宗教は助けになるか？　入院したことで，宗教的儀式に何か障害はあるか？　詳細アセスメントには，「ジャレルのスピリチュアル（精神的）満足感尺度」を参照（☞153頁）．

看護歴を取り終える前に，あるいは診察に移行しながら，以下を質問する．
- 入院中の患者には：入院期間中に大切なことは何か？　まだ話し合っていないことはあるか？
- 外来通院の患者には：今回の診察で大事だと思っていることで，まだ話し合っていないことはあるか？

○ 診察
- ロザリオ，祈とう用の肩掛け，十字架，宗教的絵画などの礼拝を示すもの．

## 診断カテゴリー

以下の看護診断は，NANDA-I分類法Ⅱ（2007）に含まれるこの領域の診断的判断である．
- 道徳的苦悩：自分が選択した倫理的あるいは道徳的な決断や活動を実行に移せないことへの反応．
- スピリチュアルペイン：自己，他者，芸術，音楽，文学，自然，あるいは自分自身より大きな力とのつながりを通して，人生の意味と目的を，経験し一体化させる能力の障害．
- スピリチュアルペインリスク状態：自己，他者，芸術，音楽，文学，あるいは自分自身より大きな力とのつながりを通して，人生の意味と目的を，経験し一体化させる能力の障害が起こる危険因子のある状態．
- スピリチュアルウェルビーイング促進準備状態：自己，他者，芸術，音楽，文学，あるいは自分自身より大きな力とのつながりを通して，人生の意味と目的を，経験し一体化させることができる．
- 信仰心障害：宗教的信念への信頼，あるいは特定の信仰の儀式に参列する能力の障害．

- 信仰心障害リスク状態：宗教的信念への信頼，特定の信仰の儀式に参列する能力の障害が起こる危険因子の存在．
- 信仰心促進準備状態：宗教的信念への信頼を増大させる，あるいは特定の宗教的儀式への参列を増やすための願望と能力のある状態．

## B 家族のアセスメント

家族のアセスメントでは，健康に関連した家族の価値観と信念に焦点を当てる．以下が含まれる．
- 子どもに伝える責任
  - □文化的価値観と道徳的価値観
  - □スピリチュアルの価値観と信念
  - □家族の伝統
- 関係性の意義と価値観
- 家族メンバーの相互関連性
- 家庭生活の意味
- 以下の場合に希望と安楽を与えるスピリチュアルの価値観
  - □家族の成熟移行または危機
  - □身体的危機または精神的危機
  - □状況的危機

### リスクの高い家族

この領域の問題に対してリスクが高い家族もある．以下の特徴をもつ家族やグループをアセスメントするときは，手がかりに注意する．
- 拡大家族のいないひとり親の家庭
- 最近，家族メンバーが亡くなった
- 麻薬やアルコールの乱用
- 家族や近所によいロールモデルがいない
- 最近，家族メンバーが退職した
- 社会的拒絶あるいは疎外感
- 終末期の家族メンバーがいる

- 家族メンバーの苦悩
- うつ病の家族メンバーがいる

### アセスメント項目

#### 看護歴
- 家族は全般的に，望むような生き方ができているか？
- 将来に向けて重要なことは？
- 誰もが重要だと確信している行動についての家族内のルールは？
- 家庭で宗教は重要か？　そうであれば，困難な状況が生じたとき，宗教は助けになるか？

#### 診察
- ロザリオ，祈とう用の肩掛け，十字架，宗教的絵画などの礼拝を示すもの．

### 診断カテゴリー

このパターンでは特定されている家族の診断はない．

## C コミュニティのアセスメント

理想的には，コミュニティはコミュニティに住む家族の価値観を以下のように支える．
- 公園，花，野外コンサートなどを通じて，スピリチュアルの支援を提供する．
- 必要時にはお互いにサポート・システムになれるように，住民にお互いに知り合う機会を提供する．
- 住民のニーズに答え，住民の道徳的価値観を支援する産業を支える．
- 住民の宗教的ニーズを満たすために，教会，ユダヤ教の礼拝堂，寺院，イスラム教寺院の建設を促進する．

## リスクの高いコミュニティ

この領域の問題に対してリスクが高いコミュニティもある．以下の特徴をもつコミュニティをアセスメントしているときは，手がかりに注意する．
- 成人向け書店や娯楽施設をめぐる紛争
- 花壇，道路清掃など，コミュニティの美観に対する配慮の欠如
- 図書館，美術館，その他の文化的資源に対する支援の欠如
- 差別的な慣習
- クラブ，教会，その他コミュニティ組織への支援の欠如

## アセスメント項目

○ **看護歴**（コミュニティの代表者）
- コミュニティの住民が生活で重視していることの上位4つは？ （健康関連の価値観と優先度に注目する）
- コミュニティの住民は大義のための活動，あるいは地元の募金運動に関与する傾向があるか？ （健康関連のものがあるかどうかに注目する）
- コミュニティ内に宗教団体があるか？ 礼拝する場所があるか？
- 住民は違いに対して寛容か？ 一般的には好ましく思われない行動を大目に見るか？

○ **診察**
- 地区制，保全にかかわる法律
- 目標と優先順位を含む，自治体衛生委員会の報告書の閲覧
- 全体の予算に対する保健予算
- 公園，美術館，公的なプログラム

## 診断カテゴリー

このパターンでは特定されている診断はない．

## D アセスメントのコツ

- スピリチュアル・ニーズについて，文化や宗教でのステレオタイプ化を避ける．同じ宗教や文化であっても個々人で異なるため，アセスメントではなく推測だけでは間違いを起こすことがある．
- スピリチュアル・ニーズには，関心，共感，思いやり，傾聴，時間が必要である．傾聴は，診断的であると同時に治療的でもある．
- チャプレンなど，ほかの医療チームメンバーに紹介したあとも，患者のニーズを継続的に看護としてもアセスメントする．
- 入院中の患者の記録には，スピリチュアル・ニーズのアセスメントが記載されていない（Cavendish, et al, 2003；Byrne, 2002；Broten, 1997）
- 信仰する宗教をアセスメントするだけでは，個人や家族の抱えるスピリチュアルの問題を見逃す危険性がある．たとえば，病気の意味を探している患者，生きる意欲を失った患者，つながっているという感覚を失った患者，死にゆくときに見捨てられたと感じている患者など．

## E 詳細アセスメント・ツール

### ジャレルのスピリチュアル（精神的）満足感尺度（表16）

各項目を読み，どれくらい賛成できるかに○をする．回答には，正解・不正解，よい得点・悪い得点はない．この尺度の目的は，患者が自分のスピリチュアリティについてリラックスして話せるようにすること，看護師が患者の生活におけるスピリチュアリティの重要性を認識して適切な介入を計画できるようにすることである．

### 表16 ジャレルのスピリチュアル（精神的）満足感尺度

| | 非常にそう思う |
|---|---|
| 1. 祈り（礼拝）は自分の生活では重要だ | |
| 2. スピリチュアル（精神的）に満足していると思う | |
| 3. 年をとるにつれ，ほかの信仰にも寛容になってきた | |
| 4. 生きている意味と目的がある | |
| 5. スピリチュアルな信念と自分のすることには，密接な関係があると思う | |
| 6. 死後の世界を信じている | |
| 7. 具合が悪いと，スピリチュアルの（精神的な）満足感が少ない | |
| 8. 偉大なる力を信じている | |
| 9. 人から愛され人を愛することができる | |
| 10. 人生に満足している | |
| 11. 自分の目標を決めている | |
| 12. 自分の生活では神はほとんど意味がない | |
| 13. 自分の能力の使い方に満足している | |
| 14. 祈っても意思決定はできない | |
| 15. ほかの人との違いのよさを十分理解できる | |
| 16. 自分はかなりうまくやっている | |
| 17. ほかの人に決断してもらうほうがよい | |
| 18. ほかの人を許すのは難しい | |
| 19. 自分の生活状況を受け入れている | |
| 20. 偉大な存在への信仰は，自分の生活には一切関係ない | |
| 21. 生活の変化を受け入れることができない | |

〔Hungelmann J, Kenkei-Rossi E, Klassen L, et al (1987). Marquette University College of Nursing, Milwaukee, Wisconsin より〕

| ある程度そう思う | そう思う | そう思わない | どちらかというとそう思わない | 全くそう思わない |
| --- | --- | --- | --- | --- |

# 14 アセスメント・データの分析と解釈

アセスメント・データを収集する目的は，個人・家族・コミュニティの健康状態を評価するためである．この評価はアセスメント・データの分析と解釈に基づいている．

データの分析と解釈には，認知的な判断能力と判断を伝達するボキャブラリー（用語）が必要になる．

- 診断過程とは，臨床判断で用いる推論スキルを示している．
- NANDA-I 分類法 II は，診断的判断を記録し伝達するための看護診断用語を提供している（NANDA-I, 2007）．分類法は，分類体系内で診断を系統的に配列したものである．

## 診断用語

看護師の下した診断を医師やその他の医療専門職の下す診断と区別する必要がある場合，看護診断と呼ぶ．看護診断を特定し標準化することが，世界中のさまざまな団体の焦点にもなっている．

- 国際看護師協会（ICN）は，診断と介入用語を含む看護実践国際分類（International Classification of Nursing Practice：ICNP）を開発している（http://www.icn.ch/icnp.htm 参照）．
- 米国内でもさまざまな団体が実践に必要な言語を開発してきた．NANDA-I はその代表であり，1973 年から診断を開発している（現在の診断は 15 章参照☞ 178 頁）．

## アセスメント・データを要約するための診断カテゴリー

診断カテゴリーまたは看護診断は，アセスメント・データを意味あるひとかたまりの情報に要約する．健康状態を簡単明瞭に表す方法である．看護診断の特徴を以下に示す．

- 問題,危険状態,より高度なレベルの健康に向けたレディネスを示す.
- 名前,定義,特定の診断指標(症状と徴候),原因的要素あるいは関連因子と一体になった概念をもつ.
- 診断分類体系の類やカテゴリーに属する.たとえば,NANDA-I 分類法 II など.
- 基本的に看護介入によって解決できる,個人・家族・コミュニティの状態を描写する.
- 資格をもった専門職の看護師が行う(米国の看護師法)(訳者注:米国では,無資格でも"nurse"と名乗る人がいるための区別).
- 看護師が何をするのかの伝達手段にも,看護学の構成要素にもなる.

看護診断は,以下と混同しないようにする.
- 看護治療ではない(例:精神的支援).
- 医学診断ではない(例:うっ血性心不全).
- 管(チューブ)ではない(例:フォーリー・カテーテル).
- 個々の症状や徴候ではない(例:怒りや号泣).
- 処置ではない(例:吸引).
- 患者のニーズではない(例:指導).

## 臨床的に役立つ看護診断の構成要素

- **名前**:明瞭かつ簡潔な標準的ラベル
- **定義**:状態の特徴の要約
- **診断指標**:診断の手がかりと支持的手がかり
- **原因あるいは関連因子**:その状態の推定される理由
- **ハイリスク集団**:その状態になる危険性の高い人々(Gordon, 2007).(最後の構成要素は NANDA-I では使われていない.)

## PES 形式

診断は,問題と原因で表現するが,記録には裏づけとなる症

状と徴候を含める．この方法を，PES 形式と呼ぶ．
- 問題 Problem：患者の状態を表す診断名
- 原因あるいは関連因子 Etiology or Related Factors：推定される問題の原因
- 症状と徴候 Signs and Symptom：問題や原因を裏づけるデータ

## 看護診断の定義

NANDA-I による看護診断の定義は，現在の専門的な看護実践，用語，看護過程における診断の活用などの重要な考えを伝達する．1990 年に承認された定義は，「看護診断とは，実在または潜在する健康問題・生活過程に対する個人・家族・コミュニティの反応についての臨床判断である．看護診断は看護師に責務のある目標を達成するための決定的な治療の根拠を提供する」(NANDA-I, 2007)．

この定義でとらえている見解は，現代の実践とケア基準に影響を与えた（第 1 章参照☞ 1 頁）．
- 看護師は診断的判断を下す．
- 看護介入は看護診断によって決まる．
- 看護師は看護診断に関連した目標達成に責任がある．

### A 診断過程

診断過程は，手がかりの認識，情報解釈，看護診断についての最終判断で構成されている．診断推論過程は簡単に言葉では表現できないが，熟練した看護師のアセスメントでは，1 分もかからないうちに診断仮説が浮かぶ．

## 手がかりの認識

診断過程は，健康パターンのアセスメントから得た最初の手がかりと，その発生を説明する必要性で始まる．手がかりとは，症状や徴候のことである．診断の手がかりは，診断を下す

際に存在しているべき症状あるいは徴候である．診断の手がかりは，看護診断の基準にもなる．

手がかりを正確に認識することは，アセスメントの非常に重要な一部である．これは，診断からケアまでのすべてに影響する．

その重要性から，手がかりの認識に影響を及ぼす要因を考えてみる．
- 実践領域に関係する臨床知識
- アセスメント・データの解釈時に記憶の検索を容易にするための，臨床知識の整理
- アセスメントや解釈に集中するための選択的注意
- どんな情報が重要かを知っている実践範囲の明確さ
- いつもとは違うあるいは想定外のことに遭遇したとき，「なぜか」と不思議がる好奇心
- 手がかりの検出感度を鈍くする可能性のある疲労感

診断の手がかりは診断過程に転換するきっかけをつくる．対照的に，情報が健康的な行動を示している場合，アセスメントは続き，診断過程への転換は起こらない．

## 診断ストラテジー

診断過程における思考のプロセスは，見る，聞く，触ることができないので，理解するのはなかなか難しい．診断ストラテジー（方略）は，データから診断へと推論する看護師の行動を理解する有効な方法だと考えている．診断ストラテジーは，通常は無意識的で，以下の特徴をもつ．
- 診断を下すデータを入手し，組み合わせ，統合させ，意味を解釈する際に使われる．
- 分析的な推論と直感があることが知られている．前者は，帰納的また演繹的な推論を使用する．
- ベテランと新人では違いがあると報告されている．

### ○ 分析的ストラテジー
経験不足の新人が使う方法だが，ベテランでもなじみのない

A．診断過程

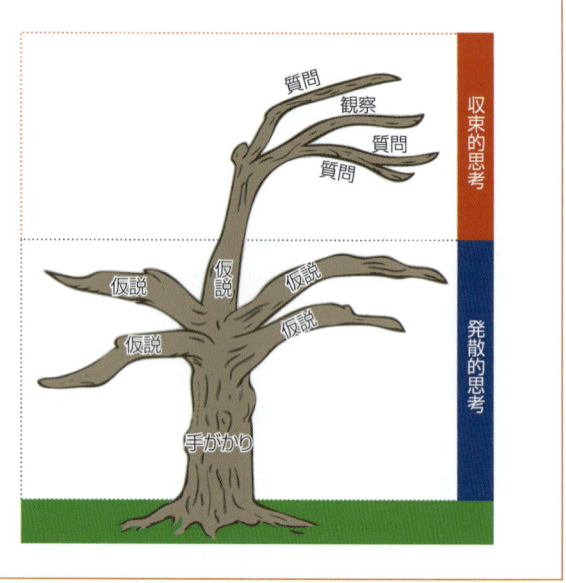

**図7　発散的思考と収束的思考**

臨床問題に遭遇したときに使う．このようなストラテジーは，以前に経験したことのない状態の複雑な診断作業の際に役に立つ．分析的ストラテジーの特性は以下のとおりである．

- 論理的，批判的，理性的な思考と定義される．
- 手がかりを説明するさまざまな可能性を考える発散的思考 divergent thinking と，手がかり探しの収束的思考 convergent thinking を使う．図7では，多様な仮説を立てていく様を描写しており，1本の木の複数の枝で，手がかりを説明している．そのうちの1本の枝が上に伸びているが，1つの仮説を検証するうえで，収束的思考が必要になることを表している．
- ステップ・バイ・ステップの段階的推論と，診断に必要なデータを組み合わせる際のルールを使う．
- アセスメントの間にいつでも簡単に検索できるには，記憶の中にある整理された知識が役に立つ．

- 診断的判断の検証を必要とする．

### ○ 直感的ストラテジー

　直感的ストラテジーは，意識的な熟考や分析なしの直接的な洞察と定義されている．1つの臨床領域の経験年数が長いベテラン看護師は，問題を特定する際にしばしば直感を使うが，必要に応じて分析的ストラテジーも使っている．直感の特性は以下のとおりである．
- 状況にみられる類似性を認識し，解釈には過去の経験を使う．
- 診断の手がかりパターンを認識するために，過去の患者を基準点として使う．事例に基づく推論と同様．
- 考える，行動する，実践を振り返る，の併用を通じて発達する．

## 分析的ストラテジーを使ったデータ解釈

　分析的ストラテジーで用いられるデータ分析と解釈には，考えられる仮説の生成，診断基準の探索，支持されている可能性についての判断が含まれる．

### ○ 仮説の生成

　言葉による疲労感の訴えなどの手がかりの認識によって，可能な仮説や解釈が思い浮かぶ．仮説は考えるうえで役立つ．仮説は以下を提供してくれる．
- 手がかりについて考えられる説明
- 直接的に手がかりを探す診断基準
- 診断的判断の基礎となる，さらなるアセスメントの焦点

　仮説とは異なるレベルで立てられる場合もある．「栄養の問題」といった広範囲の問題のこともあれば，「栄養不足」のように具体的な看護診断のこともある．これは，手がかりを最初に認識したときに，アセスメントで入手した情報の影響を受ける．臨床知識と現在のアセスメント情報からの仮説の生成は，
- 図7で説明したように，発散的思考を必要とする．患者か

らの疲労感や倦怠感の訴えは，たとえば，図示した1本の木の5本の枝と同じように，5つの仮説を生む．栄養不足，睡眠時無呼吸，睡眠不足，心肺系の問題，活動耐性低下．
- 問題を構築しはじめ，別の意味づけを提供する．新しい観点が必要なときは，再構築が役に立つ．再構築は，仮説が支持されないときに起こる．たとえば，手がかりが上記の仮説のどれをも支持しないとき，新しい観点が必要になる．
- 柔軟な思考と十分に整理された臨床知識を必要とする．

## ○ 複数仮説の代案

2つ以上の仮説の代案を設定する．複数の代案説明があれば，正しいものが含まれている可能性は高くなる．「そんなことは考えもしなかった！」と言わないように心がける．

診断仮説や診断の可能性を考え出すうえで役立つさまざまな情報源がある．

たとえば（Gordon, 1994, pp164-177），
- アセスメントした健康パターン：パターンを使い可能性を絞り込む．たとえば，役割-関係パターンをアセスメントしていれば，パターンを思案中の仮説として使う．関係性の問題．
- パターン内でアセスメントした診断：手がかりが特定の診断を示していることもある．アセスメントしたパターン内の診断グループを見直し，関連する診断を暫定的な仮説として使う．自分の実践でよく使う診断を記憶しておくように努力する．（個人の機能的健康パターンごとにグループ化した診断，第15章参照☞178頁）
- 健康パターンの順番と関係性：1つのパターンからの情報がほかのパターンの手がかりを説明することがある．たとえば，「緊張している・気が立っている」という言語での訴えは（自己知覚-自己概念パターン），睡眠困難の手がかりを説明しているかもしれない（睡眠-休息パターン）．座りがちな行動や食事パターンは，標準以上の体重の手がかりの理由を説明するかもしれない．
- 患者の視点：患者の観点は常に重要である．可能なデータの

説明を生み出すのに，患者の視点が役立つことがある．以下から1つ質問する．
□何を意味していると思うか？
□何だと思うか？
□なぜ起こったと思うか？

さらなるアセスメントに必要な診断仮説を示す情報を引き出すように，共感的で探求的な口調でこれらを質問する．

- 背景の知識：教科書やエキスパート，研究などから，これまでの学習で得た情報は，仮説の一般的な情報源である．
- 経験からの例と一般化：これらも役立つが，推測はさらなるデータ収集で確認しなければ，間違いにつながることもある．
- 文脈情報：その状況の要因；年齢集団，重症度，医学的診断，周囲の観察，行われている治療は，アセスメント・データについての暫定的診断仮説の情報源になる．
- 持論：予後，人の好み，状況についての暗黙の見解も，アセスメントでは仮説の情報源になりうる．持論は，偏った判断やマイナスの固定観念につながらないように注意する．たとえば，末期症状になったら前途がないと信じているケア提供者は，末期患者の未来志向の計画を，病気の否認だと解釈してしまうかもしれない．
- 共感：看護師自身の感情が，アセスメントされる人の気持ちや動作，行動についての仮説生成に使われる．たとえば，患者も看護師も若くて働く母親である場合，看護師は役割要求を理解し，患者に起こりうる問題を予測することがある．共通点があれば，これは一般的には成功しやすい方略になる．ただし仮説は検証する必要がある．
- 第一印象：相互作用の早期に形成されるが，暫定的な診断仮説の基礎になることもある．役には立つものの，検証しなければ偏見や固定観念につながる可能性がある．

より多くの情報を入手すれば，間違った仮説を生む危険性は低くなる．情報があいまい，あるいは不十分なとき，人は空白部分を推定や憶測で埋めてしまおうとする．必ず検証し確認すること．

A. 診断過程

## ○ 仮説の選択
複数の可能性を特定したら，以下を考慮して一番ありそうな仮説を選択する．
- 患者，家族，コミュニティのプロフィール情報
- 特定した考えうる問題の発生率についての情報
- すでに収集したアセスメント情報

## 仮説の検証

仮説の検証は，暫定的な仮説を支持あるいは棄却するための，焦点化した効率的な手がかり探しのことである．診断仮説を検証するとき，看護師は，
- 最初に，一番可能性の高い仮説を検証する．
- 収束的思考を使う：仮説を支持するために不可欠な特徴の存在の検証に焦点を当てる．まず，診断手がかりに焦点を当てる．
- 診断の有無の検証に観察と質問を使う：すべての診断手がかりが存在すれば，診断は支持される．
- 支持されない診断仮説は棄却する：これにより可能な仮説の数を減らすことができる．

診断を下すことができない場合，一般的な手順としては，「可能性を除外する〔rule out（R/O）〕」と記録し，情報収集を続ける．たとえば，「R/O 家族機能障害」と記録する．

## 診断文の記述

診断文を記述する際，いくつかの要素を考慮する必要がある．データベースとアセスメント判断を見直し，データを要約する診断文の構成と内容を検討する．

## ○ データベースと判断の最終検討
- 看護師は，健康パターンをアセスメントしながら取ったメモ書きを最後に検討する．メモ書きは以下の形態がある．
  - □ アセスメント・データ

□問題あるいはリスク状態
  □要因あるいは関連因子
  □強みあるいは機能的パターン
- 全パターンのアセスメント後には，統合が必要になる．個人・家族・コミュニティをアセスメントして特定した問題や強みは，全体を踏まえて再度検討する．修正すべき問題はないか？ 2つの例を検討してみる．
  □データは【ペアレンティング障害】を支持している．しかし，観察した行為は患者の文化では容認されている．削除か修正が必要になる．
  □データは指示された食事療法に対する【ノンコンプライアンス】を支持している．しかし，ターミナルケア病棟ではおそらく，看護師がノンコンプライアンスと診断することも，それを治療することもない．
- 正確な診断に欠かせない手がかり (Gordon, 2007) があるかどうか確かめる．
- 可能な限り厳密な診断をつける．診断が厳密であればあるほど，介入を計画しやすい．たとえば，
  □【皮膚統合性障害】では広範囲すぎる．障害の種類を明記する．
  □局所的な感染には【感染リスク状態】は広範囲すぎる．もっと詳細な診断，たとえば，気道感染リスク状態，あるいは尿路感染リスク状態が必要である（訳者注：新たな看護診断用語ではなく，より具体的に表現するという意味．「感染リスク状態（気道）」「感染リスク状態（尿路）」と記述をすればよい）．
- リスク型看護診断の場合，看護ケアによって減弱できる危険因子を十分に特定できているかどうかを確認する．

○ **診断文の構成と内容**

　診断文は，問題と要因あるいは問題と関連因子からなる．また看護記録には，問題と要因を裏づける症状と徴候を含める必要がある．以下は診断文作成時のヒントである．
- 問題を記述する．問題は，患者，家族，コミュニティの状

A. 診断過程

態．標準用語の看護診断で記述する．可能であれば，定義づけされ，診断指標が明示されているNANDA-I分類法IIを活用する（NANDA International, 2007）．
- 問題の推定される原因，すなわち要因または関連因子を，簡潔な言葉で記述する．
- たとえば，以下のように診断文を作成する（訳者注：英語では「診断ラベル＋関連因子」であるが，一般的な日本語訳では「関連因子＋診断ラベル」となり位置が逆転する．診断ラベルを最初に明記するためには related to･･･（〜に関連した）を R/T と略して記述するとよい）．
  - □セルフケア不足（レベル2）R/T 活動耐性低下（活動耐性低下に関連したセルフケア不足：レベル2）
  - □不安 R/T 急性疼痛（急性疼痛に関連した不安）
  - □自尊感情状況的低下 R/T ボディイメージ混乱（ボディイメージ混乱に関連した自尊感情状況的低下）
  - □非効果的地域社会コーピング R/T 非効果的役割遂行（非効果的役割遂行に関連した非効果的地域社会コーピング）
- 患者ケアに役立つように，明確な診断文を作成する．
- 問題に基づいて，患者アウトカムを決める．アウトカム予測（期待する結果）は，問題解決または解決に向けた前進となる．
- 実在型の問題では，要因あるいは関連因子に基づき，介入を決める．要因あるいは関連因子は，推測される問題の原因であり，看護介入を決める焦点になる（図8）．
- リスク型看護診断は，一連のリスク因子に基づいて判断する．リスク因子は，介入判断の基礎となる．期待するアウトカムは，リスクの軽減である．リスク型看護診断には，実在型の問題のような関連因子はない．
- ウエルネス型看護診断は，患者の機能的（有効な）パターンと，さらによくしたい・高めたい・強化したい，といった発言のあるときに判断できる．たとえば，ペアレンティング促進準備状態．ウエルネス型看護診断では関連因子は設定されていない．
- 強みを特定する．すなわち存在する問題の管理に使う患者の

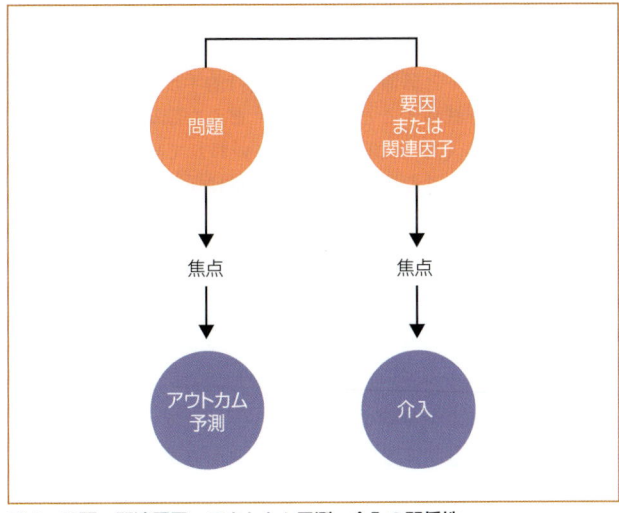

**図8　問題，関連因子，アウトカム予測，介入の関係性**

　資源・底力で，アセスメントでは機能しているパターンも明らかにする．機能的パターンはまた，より高いレベルのウエルネスに向かってゆく必要条件でもある．

## B　判断の正確性

　情報収集と情報解釈の正確性は，介入の決定や患者アウトカムに影響する．正確性は以下によって向上する．
- 誤解や偏見のない観察
- 正確な測定・計測
- 十分な手がかり調査
- 明確で厳密な診断的解釈
- 特定した問題を裏づけるデータがある
- 要因あるいは関連因子を裏づけるデータがあり，問題との関係性が明確である

## エラーの原因

診断カテゴリーと診断手がかりや支持的手がかりの知識があれば，エラーを減らすことができる．どんな臨床場面でも，毎日使う診断は多くても10ぐらいだといわれている．この程度であれば，診断と診断手がかりは，簡単に学習できる．それほど頻繁に使わない問題を追加することもできる．一般的なエラーの原因と理由は以下のとおりである．

- 情報収集エラー
  - 手がかりの見落とし．カテゴリー不足，注意散漫，疲労で発生する．
  - 手がかりに気づいても関連性に気づかない．カテゴリーに関する知識不足で発生する．
  - 情報が多すぎる．系統的アセスメント方法の欠如が一因となる．
  - 不十分な方法．特性評価・測定に必要な注意力や技術力の不足．
- 情報解釈エラー
  - 個性，発達段階，文化的規範を考慮しない．文化についての知識不足，あるいは個別のケアに対するモチベーションの欠如．
  - 過度の一般化，あるいは限定的な観察．
  - 主観的推論や仮説について患者と十分に検証しない．患者の言語の訴えなしに，主観的状態や主観的プロセスを診断する．
  - 新たなデータと照らし合わせて仮説を修正しない．あるいは，ほかの診断の観点から見直さない．否定するデータがあっても考えを固持する．
  - 診断の決定が早すぎる．データ収集が十分でないのに診断を下す．診断基準に関する知識不足．
- 診断記述エラー
  - 診断文を記述する際に矛盾に気づかない．手がかりが問題を否定している．
  - 言語使用のルールに沿っていない．

- □ 診断の定義や診断指標に関する知識が不足している．
- □ 診断が広範囲すぎて介入判断に役立たない．
- □ 厳密な診断に必要な分岐質問や観察が足りない．担当領域の診断について知識が足りない．
- □ 原因が状況にあるとき，要因や関連因子がその人の行動に起因している（または逆）．その状態で考えうる原因を十分にアセスメントしていない．
- □ 医学診断を要因としている．医学診断を要因としても看護介入の焦点になり得ない．
- □ アセスメント不足あるいは看護視点の欠如により，原因となるさまざまな要因を考えることができない．

## C よくある質問・懸念

機能的健康パターンのアセスメントに関してよくある質問・懸念には，時間，アセスメントするパターンの数，医学診断が見えなくなる，倫理的問題を予防あるいは解決するためのデータなどがある．

### 時間

このようなアセスメントは時間がかかりすぎると心配する看護師が多い．実際，アセスメントをすべて終えるまでの時間には幅があり，以下の要因が影響する．
- 医学問題や看護問題の複雑性
- 初回面接に影響する患者の不安レベル
- 社会的問題の複雑性
- 健康パターンアセスメントに対する看護師の知識とスキル
- 初回アセスメント時に含める，説明，指導，その他介入の量

初回アセスメントでは，危険因子や問題を特定し，治療的関係を患者（家庭訪問では家族）と確立するだけの時間をかける価値がある．

## アセスメントするパターンの数

- 入院時や初回訪問時にすべてのパターンをアセスメントすべきなのか，それとも関係あるパターンだけアセスメントすればよいのかを自問する看護師が多い．もしこのような疑問を感じていても，すべてのパターンが関係あることを忘れてはいけない．どのパターンが関係ないかは，アセスメントしない限りわかるものではない．

さらに，以下を考慮する．

- 医学診断から看護診断を確実に予測できるものではない．医学診断は病態生理学領域あるいは精神病理学領域にあり，看護診断は生物心理社会的・スピリチュアル領域にある．
- 完全なアセスメントがどうしてもできない場合，スクリーニング的な質問を各パターンにしてもよい．たとえば，「Gさん，食生活や食べることや消化の問題はありませんか？ お通じやお小水の問題はどうですか？」
- スクリーニング・アセスメントのあとで，ケアをしながらさらに情報を集めればよい．
- 米国では，長期療養施設入所時には完全なアセスメントを行い，その後は定期的にアセスメントを行うように，法律で義務づけられている．

## 医学診断がみえなくなる

疾病によって直接的に影響を受けるパターンでアセスメントを深める．たとえば，

- 肺に関係する疾病の場合，活動-運動パターンの看護歴の聴取を充実させる．
- 診察では肺や胸部をアセスメントする．
- 医学診断を理解して覚えておく．医学診断は各パターンのアセスメントで考慮すべき変動要因の1つである．変動要因は以下のとおり．
  - □年齢
  - □発達段階

☐性別
☐文化
☐医学診断（もしあれば）

## 倫理的問題の解決

ケアを提供するうえでは，倫理的問題が起こりうる．事例の解決には，看護師が集めるようなタイプの情報が必要とされることが多い．たとえば，

- 認知-知覚パターンのデータは，意思決定能力や，代理人の必要性を判断するうえで役立つ．
- 健康知覚-健康管理パターンのデータは，診断と治療に関する患者の理解度を示している．これは治療承諾書に署名する際に不可欠な要因である．
- 価値-信念パターンのデータは，生命維持装置やその他の治療についての患者の意思・希望の判定に使われることがある．

## D データ解釈に多いジレンマ

看護師や看護学生が，アセスメント・データを解釈して要約する際によく遭遇するジレンマは以下のとおり．

- アセスメントしても診断手がかりが何もない．その場合は以下が考えられる．
  ☐健康問題が何もない
  ☐アセスメントが表面的；手がかりを見落とした
  ☐仮説を立てていないため，分岐質問や観察ができていない
- 一連の手がかりがあっても，問題が何であるのかわからない．この原因は以下のとおり．
  ☐診断と診断手がかりについての知識が不十分．つまり，診断カテゴリーを使う際の基準の知識が足りない．
  ☐一連の手がかりに複数の診断が含まれている．
- 手がかりと一致する診断が何もない．
  この原因は以下のとおり．

□仮説の生成と検証が不十分で，診断手がかりが不足している，あるいは全くない．
　□手がかりが，合併症，治療の副作用を表している．この場合，発見を医師に報告すべき．
　□看護の守備範囲の状態を表す手がかりでも，まだ名前がついていない．看護診断の開発方法を調べる（NANDA-I, 2007）．
■問題が数多く挙がる．この原因は以下のとおり．
　□個人，家族，コミュニティが多くの問題を抱えている．重症度やクオリティ・オブ・ライフへの影響を考慮して優先順位を決める．
　□特定した問題の最終的な統合ができていない．問題-要因形式で問題間の因果関係や関係性を示せば，問題の数を減らすことができる場合もある．
　□シンドローム型の可能性．つまり，同じ要因によって発生している一連の問題のこと．活動耐性低下やセルフケア不足のような診断は，さまざまな問題の原因になりうる．
■挙げた問題が看護診断かどうかわからない．この場合は以下に注意する．
　□医学診断とすべて関連づける必要がある，との誤った考え方がある．たとえば，次の2つは臨床的に無意味な診断である：活動耐性低下 R/T 慢性閉塞性肺疾患（慢性閉塞性肺疾患に関連した活動耐性低下），あるいは自尊感情低下 R/T 子宮摘出（子宮摘出に関連した自尊感情低下）．要因は看護介入を決定する際の基礎になる．看護師は慢性閉塞性肺疾患を治療することも，子宮摘出を治療することもできない．アセスメントを行い，以下のように記述すればよい．社会的孤立 R/T 活動耐性低下（活動耐性低下に関連した社会的孤立），性的機能障害 R/T 自尊感情状況的低下（自尊感情状況の低下に関連した性的機能障害）．
　□医学診断を言い換えることが看護診断ではない．医学診断「多発性硬化症」の場合，「神経系の変調」などの言い換えがよくみられる．
■問題のまとめ方があいまいで厳密でない．あいまいで厳密さ

に欠ける問題記述は，介入やアウトカムの選択や決定を難しくする．この場合の原因は以下のとおり．

☐不十分なアセスメント．診断に具体性がない

☐要因，関連因子は問題の構成に不可欠である．たとえば，恐怖 R/T 心配や懸念（心配や懸念に関連した恐怖）．心配や懸念は恐怖の診断手がかりであって，考えうる原因ではない．セルフケア不足 R/T 入浴不足（入浴不足に関連したセルフケア不足）．入浴はセルフケア不足の一側面である．

☐診断が具体的でない．たとえば，「変調」や「障害」．このような表現はかなり不明確である．変調や障害の種類を明記する必要がある．

## E アセスメント・データの活用　ケース・スタディ

アセスメント・データをまとめる診断プロセスを簡単な例で説明する．以下では詳しく解説しているが，実際に要する時間は，2分程度かそれ以下であろう．G 氏を例に考えてみる．診療所に通院している G 氏に看護師が面談をする．看護師は G 氏について以下を記録する．

- 45 歳，会社の重役
- 3年前に本態性高血圧と診断

### 認識された手がかり

- 疲れた様子
  ☐目の下のくま
  ☐ゆっくりした足取り
  ☐疲労の訴え
  ☐睡眠障害の訴え

## 診断仮説（可能性）

最初の観察と会話から，以下の仮説を立てることができる．アセスメントの早すぎる段階での未熟な診断決定や限定的な焦点化を避けるべく，ある程度一般的な仮説を立てる．2つの仮説は以下のとおり．
- 睡眠パターン混乱
- 循環器系の問題

医師のカルテの記載では，次のように記されている．
「循環器系の異常なし，血圧上昇，会社の経営困難」

## 仮説の修正

カルテ記載に基づき，G氏の症状の原因として，仮説「循環器系の問題」は取り下げる．次いで，G氏にはどんな睡眠障害があるのか，睡眠–休息パターンの診断を見直してみる．
- 不眠
- 睡眠剝奪
- 睡眠パターン逆転
- 睡眠促進準備状態

これらの診断を念頭に，すでに集めたデータ（45歳の男性，資金難を抱えた企業の重役，睡眠障害がある）を見直し，それぞれの発現の可能性を検討する．
- 「睡眠パターン逆転」の可能性は低い．この状態は，昼間に寝て過ごす高齢者や交代勤務をしている人に多い．
- 「睡眠促進準備状態」は除外する．この診断は，睡眠が十分なときに，より高いウエルネスレベルへと働きかける際に使うことが多い．
- 「不眠」だとしても「入眠困難」なのか，「睡眠剝奪」のような長期化した問題なのかは，さらなる情報収集ではっきりさせる．
- 「睡眠剝奪」の定義と診断指標をチェックする．睡眠剝奪の定義と診断指標は，G氏にみられるよりも深刻な状態を示している．看護師はここで，「不眠」が成人に多い問題である

ことを思い出す．この仮説が最も有望だといえる．

## 仮説の検証

残った2つの仮説を検証するためには，広い全般的な質問が必要になる．G氏にとって「睡眠困難」が何を意味するかを探ることで，
- 可能性を1つに絞り込む情報が得られる．
- 存在している睡眠障害のデータが得られる．
- ほかの3つの可能性についての情報が得られる．

開放型の質問で開始する．

看護師：「先ほど，眠れないとおっしゃいましたね．そのことについて，もう少しお話いただけますか？」
G氏：「考え事があってなかなか寝つけません．1か月ぐらいこんな状態が続いています．前はよく眠れていました」

看護師は，患者の心配事・懸念を理解したことを伝え，焦点型の質問で具体的な情報を集める．

看護師：「つらいですね．高血圧にもよくないですね．眠るまでにどれくらい時間がかかりますか？」
G氏：「2時間から4時間だと思います．その後，3時間ぐらいは寝ています」

看護師は不眠の原因を探る．

看護師：「眠ろうとすると，心配事や問題が頭に浮かんでくる．そんな感じですか？」
G氏：「先月から，あれこれ考えることがあって，眠れません．会社が倒産しそうで，失業するかもしれないのです」

看護師は不眠の原因としてストレス過剰負荷を考え始める．次の返事は「介入」であるが，この場面では適切だといえる．

看護師:「それは本当に大変ですね.支援は得られそうですか? 銀行などから?」

看護師はこの時点までに以下の手がかりを得ている.
- 45歳の男性
- 会社の重役
- 高血圧
- 睡眠障害:絶えず考えている
- 考えているのは主に「会社が倒産しそうで,失業するかもしれない」ということ
- 以前に睡眠障害はない
- 2〜4時間の入眠障害が1か月継続
- 実際の睡眠時間は3時間程度
- 1か月前から会社の倒産危機

## データベースの見直しと判断

診断マニュアルから,以下がわかる.
- 「入眠までに2〜4時間かかる」は,不眠の指標の1つ.
- 一般的に,眠ろうとして30〜45分経過しても眠れないことを不眠と診断する.

「睡眠剥奪」は仮説から除外する.睡眠剥奪の特徴「一睡もできない」は,G氏にはみられない.

アセスメントを通じて,別の問題が明らかになってきた.
- 「ストレス過剰負荷」の定義は「取り組みの必要な要求が,量的にも質的にも多すぎる状態」である.
- 「先月から,あれこれ考えることがあって,眠れません」
- 「会社が倒産しそうで,失業するかもしれないのです」
- 「考え事があってなかなか眠つけません」
- 45歳,会社の重役

## 診断文の構成と内容

看護師が特定した2つの問題は,「不眠」と「ストレス過剰

負荷」である．理論的知識を使い，看護師は不眠の原因がストレス過剰負荷であると判断した．診断文は以下のとおり．
- 不眠R/Tストレス過剰負荷（ストレス過剰負荷に関連した不眠）．前述の症状と徴候で裏づけられる．

## 診断文の活用

2つの問題を組み合わせて1つの診断文にすることで，以下の基礎ができる．
- アウトカム予測（不眠に基づく）
- 介入計画（ストレス過剰負荷に基づく）

## ケース・スタディ再考

看護師は以下を考慮して，すべての機能的健康パターンのアセスメントを完了した．
- G氏の支援体制とコーピングの有効性を探るために，役割-関係パターンとストレス-コーピング耐性パターンを注意深く再度アセスメントする．
- 本態性高血圧の管理と将来的な合併症の予防に不可欠なパターン．
- 看護診断【ストレス過剰負荷】と医学診断「高血圧」の相互作用．

# 15 アセスメント・ツール

## A 個人のアセスメント・ガイドライン[注1]

以下の項目の内容は，個々の患者に合わせて修正して用いる必要がある．すべてのパターンやデータ解釈に影響する4つの側面は，文化（C：Culture），年齢／発達段階（A：Age），疾病（もしあれば）（D：Disease），性別／ジェンダー（S：Sex）（CADS）である（Diagnostic Categories Grouped by Functional Health Patterns, 2006-2008, pp175-181参照）．

### 看護歴

#### ○ 健康知覚−健康管理パターン
- 全般的な健康状態は？
- 健康を維持するために行っている最も大切なことは？
- アレルギーは？
- 疾病があれば：症状を自覚したときにとった行動・処置は？効果はあったか？
- 今回の病気の原因は？
- 内服中の薬は？　薬品名は？　量は？　内服時間は？（第3章の詳細アセスメント参照☞32頁）
- 内服あるいは使用上の問題は？（第3章の詳細アセスメント参照☞32頁）
- 薬の効果を感じているか？
- 薬を持参しているか？
- 薬草（ハーブ）や民間療法を使うか？

---

注1) 影響因子を明らかにするためには，家族やコミュニティ・アセスメントのガイドラインを参照のこと．

- 過去1年間に風邪を引いたか？　そうであれば何回？
- 仕事や学校を1週間以上休んだか？　何回？　理由は？
- 乳房の自己検診を毎月実施しているか？　マンモグラフィは？　前立腺のスクリーニングは？　骨密度検査は？　大腸内視鏡検査は？　子宮頸癌検査は？（受診していれば○）
- ハイリスク集団の場合：インフルエンザや肺炎の予防接種は？　破傷風の予防摂取は？　肝炎ワクチン接種は？　その他の年齢に応じた予防接種は？（接種していれば○）
- 喫煙は？　習慣性の薬物は？　飲酒は？（使用していれば○）
- 事故（家庭，職場，運転中）は？（あれば○）
- 過去1年間に転倒転落は？
- これまで，医師や看護師からの健康管理についての指示に問題なく従えたか？（患者の健康管理がうまくいっていない場合，第3章の詳細アセスメントを参照☞ 32頁）
- 該当時：ここにいる間（入院中）一番大切なことは何か？
- 看護師が手助けできることがあるか？

## ○ 栄養-代謝パターン

- 1日の典型的な食物摂取量は？
  - □サプリメントは？
  - □ビタミン剤は？
  - □どんなスナック類をいつ食べているか？
- 体重 _____ kg　○をする：安定／減量／増加
- 身長 _____ cm　縮んだか？　どれくらい？
- 食欲はあるか？
- 食事時の不快感は？　咀嚼や嚥下の問題は？
- 食事制限は？
  - □食事制限を守れるか？
- 該当時：授乳は母乳か？
- 1日の典型的な水分摂取は？　具体的に：
- 皮膚の傷が治りやすい，治りにくい？
- 皮膚の問題：病変箇所は？　乾燥しているか？
- 口の乾燥は？
- 歯の問題は？　歯茎からの出血は？

A. 個人のアセスメント・ガイドライン

○ **排泄パターン**
■ 排便パターンは？
　□頻度は？
　□性状は？
　□不快感は？
■ コントロールの問題は？
■ 意図しない便失禁が起こることは？
■ 排便コントロールを具体的に：
■ 下剤の使用は？　ほかに規則性を維持する方法は？
■ 排尿パターンは？
　□頻度は？
■ トイレに行くまでに尿が漏れることは？
■ 意図しない尿漏れは？（例：くしゃみ，咳，笑ったときなどに）？
　□意図しない尿漏れの経験あれば：パッドの使用は？
　□活動や行動を妨げているか？
■ 発汗が多いか？
■ 体臭の問題は？
■ 体腔からの排液（例：カテーテル，オストミー）や吸引は？
**（第5章　詳細アセスメント参照☞ 56頁）**

○ **活動-運動パターン**
■ やりたい活動・すべき活動（例：職場／学校／家庭）に必要なエネルギーは十分あるか？
■ ほぼ毎日の活動レベルを描写する
　□非常に活動的
　□中程度に活動的
　□座りがち
■ 運動パターンは？
　□どんな運動？
　□定期的に？
　□週に何時間？
■ 余暇活動：
　□どんな余暇活動？

□ひとりで行う，あるいはほかの人と？
■この数か月で：歩行時のふらつきは？
　　□めまいは？
　　□失神は？
　　□転倒は？
■患者による以下の能力の自己評価（以下の機能レベルコード1～4でコード化する）．

**機能レベルコード**（NANDA International, 2005 より）
0：独立
1：装具か装置の使用が必要
2：人の補助か見守りが必要
3：人の補助か見守り，および装具か装置が必要
4：依存し自分では行わない
□食事摂取＿＿＿
□入浴＿＿＿
□排泄行動＿＿＿
□ベッドでの移動＿＿＿
□更衣＿＿＿
□整容＿＿＿
□動くこと全般＿＿＿
□調理＿＿＿
□家事＿＿＿
□買物＿＿＿

○ **睡眠—休息パターン**
■目覚めたときはいつも，よく休めたと感じられ，日常生活に向けた準備ができているか？
　（睡眠障害があれば，第7章の詳細アセスメントを参照☞78, 79頁）
■寝つきの問題があるか？
■睡眠を助けるものを何か使っているか？
　（睡眠障害があれば，第7章の詳細アセスメントを参照☞78, 79頁）

A. 個人のアセスメント・ガイドライン

- ■ 夢あるいは夜間覚醒は？
- ■ いびきは？
- ■ 目覚めたときに頭痛は？
- ■ 車の運転中に，一瞬でも居眠りしたことは？
- ■ 日中あるいは夜間の休息・リラクゼーションの時間は？

## ○ 認知−知覚パターン
- ■ 不快症状や痛みがあるか？
  (もしあれば，第8章の詳細アセスメントを参照☞90頁)
  - □ 部位は？
  - □ どんなときに痛むか？
  - □ どんなことで悪化するか？
  - □ 始まったのはいつか？
  - □ どんな痛みか？
  - □ 痛みには，何が効果ありそうか？
  - □ いつも効果的か？
- ■ 視力の問題は？
  - □ 眼鏡をかけているか？
  - □ 最後に視力検査を受けたのはいつか？
  - □ コンタクト・レンズを使っているか？
- ■ 聴こえにくいことはあるか？
  - □ あれば：補聴器の使用は？
  - □ 補聴器は常時使用しているか？
- ■ 騒がしい音や音楽への曝露は？
- ■ 食べ物の味の変化は？
- ■ 嗅覚の変化は？
- ■ つま先，足，手の感覚や触覚の変化は？
- ■ 記憶の変化は？
  - □ もしあれば：最近の記憶は？
  - □ 過去の記憶は？
  - □ 記憶の変化があれば：日常活動への影響は？
  - □ 今日の日付は？
  - □ 今日の曜日は？
  - □ 現在の日本の総理大臣は？（訳者注：原著では「米国大統領」）

□ここはどこか？
■集中力に問題は？
　□あれば：仕事や作業の妨げになっているか？
■意思決定／決断は簡単か，難しいか？
　□もし難しければ，何がどのように難しいのか具体的に
　　（意思決定の問題が疑われる場合，第8章の「判断と意思
　　決定尺度」☞92頁で評価する）
■学習困難は？
　□学習困難があると言われたことはあるか？
　□あなたにとって一番簡単な学習方法は？　何が役立つか？
■最終学歴は？

○ **自己知覚−自己概念パターン**
■自分のことを，どのように考え・思っているか？
■いつも，自分に満足しているか（あまり満足していないか）？
■身体の変化や，できることが変わったといったことはあるか？　自分にとって，それらは問題か？
■（病気になってから）自分自身や自分の身体について，感じ方に何か変化はあったか？
■頭にくることがよくあるか？
　□イライラすることは？
　□恐れていることは？
　□心配なことは？
　□気が滅入ることは？
　□このようなことが起こったとき，何が助けになるか？
　　（必要であれば，第9章の「高齢者の抑うつ状態の危険因子」を参照☞107頁）
■絶望を感じたことはあるか？
■人生の出来事をコントロールできないと感じたことは？
■どんなことが助けになるか？
　（必要であれば，また死に関する懸念があれば，第9章の「死の恐怖のアセスメント」を参照☞106頁）

A. 個人のアセスメント・ガイドライン

## ○ 役割-関係パターン

- ひとり暮らしか？
- 家族構成は（図示）？
- 対処に困っている家族（核家族／拡大家族）問題があるか？
- 問題はいつもどのように対処しているか？
- 家族やその他の人から頼りにされているか？
- 入院時や救急室の場合：家族は今，どのようにやりくり（対処）しているか？
  （介護者役割緊張が疑われる場合，第10章の「介護ニーズ・チェックリスト」を参照☞119頁）
- 最近失った物・人があるか？　身近な人は？
- 該当時：家族や友人はあなたの病気／入院をどう受け止めているか？
- 該当時：子どもの問題はあるか？
- 問題の対処で困っていることがあるか？
- 既婚者または同居中のパートナーがいる場合：パートナーとは，どうやって口論を収めているか？
- 現在の関係に安心感があるか？
  （この項目は家庭内暴力をスクリーニングするために設けた．このスクリーニングが必要な保健医療機関もある．この質問は，パートナーが同席していないときにすべきである．詳細なアセスメントには，第10章「家庭内暴力・スクリーニング」を参照☞122頁）
- 社会的な集まり（退役軍人，ロータリークラブ，ゴルフクラブ，教会など）に参加しているか？
- 信頼できる親しい友人がいるか？
- 寂しいと感じることがあるか（あれば，頻度は）？
- 全般的に，職場では物事がうまく行っているか？
- 学校ではどうか？
- 該当時：収入は必要なものをそろえるのに十分か？
- 地域の一員だと（あるいは地域から孤立していると）感じているか？

- **セクシュアリティ-生殖パターン**
  - 女性の場合:初潮年齢は?
    - □最終月経期は?
    - □問題は?
    - □経産?
    - □妊娠回数は?
  - 該当する年齢であれば:家族計画を実施しているか?
  - 避妊薬や避妊具を使用しているか?
    - □使用上に問題は?
  - 既婚者の場合:配偶者との関係に満足しているか?
    - □何か問題はあるか?
  - 未婚者の場合:性的に活発か?
    - □そうであれば:性的関係に問題はあるか?
  - 老年の既婚者の場合:セックスに対して,あなたやパートナーの関心に変化は?
  - 老年の未婚者の場合:セックスに関して問題は?

- **コーピング-ストレス耐性パターン**
  - 話を聞いてくれる人がいるか?
    - □今,その人は近くにいるか?
  - いつも緊張しているか,それともリラックスしているか?
  - どんなことで気分が楽になるか?
  - リラックスのために,薬品,麻薬,アルコールなどを使うか?
  - ここ1~2年で,生活に大きな変化があったか?
  - 大きな問題(あるいはどんな問題でも)が起こったとき,どうやって対処するか?
    - □たいてい,その方法でうまくいくか?

- **価値-信念パターン**
  - 全般的に,望むような生き方ができているか?
  - 人生で最も重要なことは?
  - 該当すれば:将来に向けた重要な計画があるか?
  - あなたの人生・生活で,宗教は重要か?

A. 個人のアセスメント・ガイドライン

□該当すれば：問題が生じたとき，宗教は助けになるか？
□該当すれば：入院したことで，宗教的儀式に何か障害はあるか？
（詳細アセスメントには，第13章「ジャレルのスピリチュアル（精神的）満足感尺度」参照☞153頁）
- 入院中の患者には：あなたの入院期間中に大切なことは何か？

## 診察

方法：該当する項目に○をつけ，観察結果を記入する．

### ○ 健康知覚-健康管理パターン
- 全般的な外見：
  □TPOに合わせた服装・服の乱れ
  □覚醒している・眠そう
  □イライラしている・ビクビクしている
- 外見は看護歴の健康状態と一致しているか？

### ○ 栄養-代謝パターン
- 体温
- 皮膚：骨突起部は？
  □病変・損傷部位は？
  □色の変化は？
  □湿潤しているか？
  □青あざは？
  （骨突起部上に発赤がある，あるいは褥瘡がある場合，第4章「褥瘡のステージ」参照☞47頁．骨突起部上の変化は写真に撮りベースラインにする．）
- 足の乾燥や硬化による苦痛は？
- 足首の浮腫は？　指輪がいつになくきついか？
- 口腔粘膜：色？
  □湿潤度？
  □損傷部位？

- 歯と歯茎：全般的な外観は？
  - □歯並びは？
  - □義歯は？
  - □虫歯は？
  - □歯の欠損は？
- 腹部膨満は？
- 体重
- 身長
- 体格指数（BMI）
- ウエスト対ヒップ比
- 経静脈あるいはその他の栄養法は（タイプを明記する）？

○ **排泄パターン**
- 必要であれば：排泄物や排液の色，量，濃度を調べる．

○ **活動–運動パターン**
  〔いくつかの項目の出典は Morris（1990）より〕
- 脈：数，リズム，強さ
- 血圧
- 呼吸：数，リズム，深さ
- 呼吸音
- 酸素飽和度（酸素濃度計数値）
- 握力：普通，弱い，強い
- 筋肉の硬さ（筋緊張）
- 可動域：関節
- 運動機能（1つ選択）：
  0：障害なし
  1：限局性（部位を明記）
  2：片側の障害
  3：両側の障害
- 身体の部分的欠損（部位を明記）
- 移動度（1つ選択）：
  □床上安静
  □1人では動けない

A. 個人のアセスメント・ガイドライン

□床上移動可能；ベッドで寝返りがうてる
  □歩行可能
  □杖，歩行器，松葉杖を使って歩行可能
  □車椅子移動可能
- 歩き方
- 姿勢
- バランス
- 以下の能力の客観的評価〔第6章の「機能レベルコード」参照（☞61頁）で評価する〕:
  □食事摂取 _____
  □入浴 _____
  □更衣 _____
  □整容 _____
  □排泄行動 _____

○ **睡眠-休息パターン**
- 該当時（例：入院中）：睡眠パターンと目覚めたときの様子を観察する．

○ **認知-知覚パターン**
- 日付と曜日を含む時間，現在の場所，看護師やその他の人への見当識．
- 意識レベル（**意識がない場合，第8章の詳細アセスメント参照**☞93頁）
- ささやき声が聞こえるか？（左右をテスト）聞こえる，聞こえない
- 新聞の活字が読めるか？ 読める，読めない．
- 鉛筆をつまみ上げることができるか？ できる，できない．
- アセスメントの間，概念や質問が理解できているか（抽象的思考，具体的思考）？
- 話している言語
- 語彙レベル
- 注意持続時間（平均的から注意散漫）
- 口頭メッセージの理解（常に理解，ときどき理解，あまり理

解しない)
(問題があれば,第8章の詳細アセスメント参照☞ 92頁)
- 意思決定

## ○ 自己知覚–自己概念パターン
- 視線を合わせるか? 合わせる,合わせない.
- 自信がある感じか(話し方と外見)?(1回で判断せず,2回以上の面接で判断する).ある,なし.
- 立ち居振る舞い/服装/身だしなみは?
- 注意持続時間・集中力は? 1〜10で表す.1は集中している,10は注意散漫.
- 気分・情緒は? 1〜10で表す.1はリラックスしている,10は神経質.
- 応答スタイルは? 1〜10で表す.1は積極的,10は受動的.
- (同席者がいる場合)家族メンバーやほかの人とのやりとりは? 具体的に:

## ○ 役割–関係パターン
- (同席者がいる場合)家族メンバーやほかの人とのやりとり.具体的に(例:思いやりがある,支持的,非難的,すぐに口論するなど.あるいは,最小限のやりとり).

## ○ セクシュアリティ–生殖パターン
全身の診察の指示がない限り,不要.

## ○ コーピング–ストレス耐性パターン
- 不安を1〜10で表す.1はリラックスしている,10は神経質になっている.
(時間が経ってから再度行う)

## ○ 価値–信念パターン
- 礼拝を示すもの(ロザリオ,宗教的絵画,祈とう用の肩掛けなど).

A. 個人のアセスメント・ガイドライン

## B 家族のアセスメント・ガイドライン[注2]

面接は，家族全員に実施することもあれば，1人だけ（患者自身）に実施することもある．1人の家族メンバーが健康問題を抱えている場合は，個人アセスメント・ガイドラインを使用する．

## 看護歴

○ **健康知覚-健康管理パターン**
- 家族の全般的な健康状態は（ここ数年）？
- 過去1年間に家族の誰かが風邪を引いたか？
- 仕事や学校を1週間以上休んだか？
- 健康を維持するために家庭で行っている最も大切なことは？
  □ 健康に効果があるか？（民間療法を含む）
- 家族の予防接種状況は？（成人と子どもの摂取状況）
- かかりつけ医がいるか？
  □ 受診する頻度は？
  □ 成人は？
  □ 子どもは？
- 子どもがいる場合：医薬品や洗浄剤の保管は？
  □ 医薬品の処理は？
- 過去1年以内に事故は（家庭，職場，学校，運転中）？
- 家の中に小さな敷物はあるか？
- これまで，医師や看護師からの提案を実施するのは簡単だったか？
- ほかに家族の健康で気がかりなことは？

○ **栄養-代謝パターン**
- 家族の1日の典型的な食物摂取量は？　サプリメントは？
  （例：ビタミン剤，スナック類の種類）
- 家族の1日の典型的な水分摂取量は？　種類は？（例：果物

---

注2) 情報を確認するために，個人や家族のガイドラインを参照のこと．

ジュース，ソフトドリンク，コーヒー)
- 食欲はあるか？
- 問題は？
- 歯のケアは？
- 頻度は？
- 皮膚の問題は？　傷の治りにくさは？

### ○ 排泄パターン
- 排泄物処理やごみ処理に問題は？
- ペットの排泄物が適切に処理されているか（室内あるいは戸外）？
- 指示があれば：ハエ，ゴキブリ，ネズミの問題は？

### ○ 活動-運動パターン
- 以下について問題があるかどうか
  - □商店に行き来する交通手段を含む買い物は？
  - □家族のスケジュール管理は？（例：子どもの活動など）
  - □調理と食事の準備には？
  - □家の管理は（例：掃除，修繕）？
  - □食物，衣服，家，その他に必要経費に対する収入の割り当ては？
- 家族が運動する時間は週に何時間ぐらい？
  - □どんな運動を？
  - □定期的に？
- 家族の余暇活動は？　活発な活動（例：スポーツやウォーキング）あるいは受け身的な活動（例：テレビやコンピュータ・ゲーム）？
- 該当時：子どもあるいは扶養家族（障害を抱える人など）を世話することに困難は？

### ○ 睡眠-休息パターン
- たいていの日，家族メンバーはよく休めたと感じ，学校や仕事への準備ができているか？
- 寝室の広さは十分か？　静かで，暗くできる寝室があるか？

B. 家族のアセスメント・ガイドライン

- 該当時：家庭に乳児はいるか？
- 幼児は両親と一緒に寝たがるか？
- 家族メンバーが就寝前にリラックスする時間があるか？

## ○ 認知-知覚パターン
- 家族に視覚や聴覚の問題は？　どう対処しているか？
- ここ数年で家族には大きな意思決定／決断があったか？
- 家族はどのように大きな意思決定／決断を行ったか

## ○ 自己知覚-自己概念パターン
- 家族メンバーは自宅で暮らしているか？　拡大家族が近くにいるか？
- 必要時，関係性を図示（第9章の「家族図」参照☞103頁）：
- 家族メンバーはいつも，家族として自らをよく思っているか（お互いに助け合う，愛情や親密さを感じる，分かち合う）？
- 全般的な家族の気分は？　幸せか？　不安か？　元気がないか？
- どんなことで「沈んだ」家族の気分はよくなるか？

## ○ 役割-関係パターン
- 家族の構成とメンバーの年齢
- 対処に困っている家族の問題（核家族／拡大家族）があるか？
- 子どもやティーンエイジャーが家族にいる場合：子育てに問題は？
- 家族メンバーはお互いのプライバシーを尊重しているか？
- 1日に何回，家族そろって食事をするか？
- 家族そろって楽しむレクリエーション活動があるか？
- 家族メンバー間の関係は？　兄弟（姉妹）間の関係は？　両親の関係は？　親族との関係は？
- 家族メンバーはお互いに助け合うか？
- 必要時：家族の必要を満たすのに十分な収入か？
- コミュニティの一員だと（あるいは孤立していると）感じて

いるか？
- 近隣地域ではどうか？
- 成人の家族メンバーでケアを必要とする人は？
- 介護者は誰か？
- ケアをするうえでの問題は？

## ○ セクシュアリティ–生殖パターン
性交渉相手が在宅中または同席の場合：
- 性的関係に満足しているか？　問題は？
- 老年のカップルの場合：セックスに対して，あなたやパートナーの関心に変化は？
- 未婚の場合：セックスに関して問題は？
- 該当時：家族計画を行っているか？　問題は？
- 該当時：親密な触れ合い（セックス）のための時間や場所を確保するのは難しくないか？
- 該当時（子どもが年齢相応）：性に関して，子どもに説明する／話をするのに違和感があるか？
- 該当時（子どもが年齢相応）：性的に活発な子どもがいるか？　安全な性行為を知っているか？

## ○ コーピング–ストレス耐性パターン
- 過去数年間に，家族に大きな変化（困難な状況）は？　あれば：メンバーは変化にどう適応したか？
- 家族はいつも緊張しているか，リラックスしているか？
- 緊張している場合：何が緊張を和らげるか？
- 緊張を和らげるために，薬品，麻薬，アルコールを使う人がいるか？
- 日常的な家族問題が発生したとき，どう対処するか？
- たいていの場合，それはうまくいくか？
- 緊急時の伝達方法や対処方法について，家族に計画は？

## ○ 価値–信念パターン
- 家族は全般的に，望むような生き方ができているか？
- 家族にとって将来に向けて重要なことは？

B. 家族のアセスメント・ガイドライン

- 誰もが重要だと確信している行動についての，家族内のルールは？
- 家庭で宗教は重要か？
- そうであれば：困難な状況が生じたとき，宗教は助けになるか？

## 診察

### ○ 健康知覚–健康管理パターン
- 家族の全般的な外見
- 該当時：医薬品の保管，ベビーベッド，ベビーサークル，調理台，小さな敷物などの確認．
- 家族の安全上に問題のある家屋と庭の確認．
(家庭の安全対策の詳細アセスメントには，第3章の「家庭環境安全チェックリスト」参照☞33頁)

### ○ 栄養–代謝パターン
機会があれば以下をチェックする．
- 食料庫内の食品の種類，冷蔵庫内の食品／温度，食事の支度方法，食事の内容など．

### ○ 排泄パターン
機会があれば以下をチェックする．
- トイレ設備，ごみ処理，ペットの排泄物処理，ハエ，ゴキブリ，ネズミが出現する危険性を示すもの．

### ○ 活動–運動パターン
- 全般的な家事家政の様子は？
- 家族メンバーの自己管理は？　服装や身なりは？

### ○ 睡眠–休息パターン
- 機会があれば：寝室の広さと配置を観察する．
- 家族メンバーは，生き生きとしていて，よく休めているようにみえるか？

○ **認知−知覚パターン**
- 必要時：家庭で使う言語
- 語彙レベル
- 質問の理解（抽象的／具体的）

○ **自己知覚−自己概念パターン**
- 全般的な気分は？　1～10で表す．1はリラックスしている，10は神経質．
- 家族メンバーの応答スタイルは？　1～10で表す．1は積極的，10は受動的．

○ **役割−関係パターン**
- 同席していれば，家族メンバー間のやりとり
- 機会があれば：家族のリーダーシップ役割を観察する．メンバーの誰がリーダー役なのか？　リーダーシップのスタイルを観察する．

○ **セクシュアリティ−生殖パターン**
  このパターンの診察は不要．

○ **コーピング−ストレス耐性パターン**
  ストレッサーとストレス管理について観察する機会がない限り，このパターンの診察は不要．

○ **価値−信念パターン**
- 礼拝を示すもの（十字架，ロザリオ，宗教的絵画，祈とう用の肩掛けなど）．

## C コミュニティのアセスメント・ガイドライン[注3]

　住民，スーパーマーケットで調査を行った家族，地域保健機関の職員，保健衛生部門の担当者などのコミュニティ代表者が

---
注3）情報を確認するために，個人や家族のガイドラインを参照のこと．

アセスメントの情報を提供してくれる．公文書，健康保健データなどの統計資料，法令，医療保健局の規制や条例も情報源として活用できる．

## 看護歴

### ○ 健康知覚-健康管理パターン
- コミュニティの健康および安寧のレベルを，5段階スケール（5が最も高いレベルの健康と安寧）を使って表すと？
- 大きな健康問題は？
- 特定の集団で発生しているか？
- 移民や伝統的文化をもつ高齢者など，健康習慣に強く影響する集団的な文化パターンが地域内にあるか？
- 住民は保健医療サービスを利用しやすいと思っているか？
- 特殊な保健サービスや予防プログラムの必要性は？
- 住民は消防，警察などの安全サービスが十分だと思っているか？
- 大気，土壌，水，食品汚染の心配は？

### ○ 栄養-代謝パターン
- 一般的に，住民の栄養状態はよいか？
- 子どもは？
- 成人は？
- 高齢者は？
- 低所得者に対する食料支援プログラムは？
- 学校給食は？
- 地理的地域の所得に対して，食料価格は適当か？
- 食料品店はたいていの住民が利用できるか？
- 食事配達サービスは利用可能？
- 歯の問題が多いか？
- 歯科受診は受けやすいか？
- 水道水の供給と水質は？
- 水質検査サービスは（多くの家庭で井戸水を使っている場合）？

- レストランへの食品監視体制は？
- 該当時：水道使用料は？
- 干ばつ時の規制は？
- コミュニティの規模拡大で水不足の心配は？
- 光熱費はたいていの家庭が支払えるか？
- 低所得者への支援プログラムは？

## ○ 排泄パターン
- 主な廃棄物（例：産業廃棄物，産業廃水など）は？
- 廃棄処理システムは？
- リサイクル・プログラムは？
- コミュニティで認識されている問題は？
- 害虫駆除は？
- レストランや屋台への査察など，フードサービス産業への査察は？

## ○ 活動–運動パターン
- 交通機関は便利に手ごろな料金で利用できるか？
    - □通勤には？
    - □買い物には？
    - □余暇活動には？
    - □医療機関には？
- 住民はコミュニティ・センターや遊び場を利用しているか？
    - □高齢者は？
    - □子どもは？
    - □成人は？
- 住宅は適切・十分か（供給量，価格）？
- 低所得者向けの住居は？
- 高齢者向けの住居は？

## ○ 睡眠–休息パターン
- 周辺地域のほとんどが夜間は静かか？
- 通常の営業時間は？
- 24時間営業の産業は？

○ **認知−知覚パターン**
- 住民は日本語を話すか？（訳者注：原著では「英語」）
- 日本語以外の主たる言語は？（訳者注：原著では「英語」）
- バイリンガルか？
- 住民の平均的教育水準は？
- 学校は問題なさそうか，改善が必要か？
- 成人対象の教育が必要か？
- 成人対象の教育が実施されているか？
- どのような問題でコミュニティの意思決定が必要か？
- 意思決定のプロセスは？
- コミュニティで何かを成し遂げる，あるいは変えるために一番よい方法は？

○ **自己知覚−自己概念パターン**
- 住みやすいコミュニティか？
  □ その理由は？
- 状態・状況は，上向き，下降している，それとも変化なしか？
- 古いコミュニティか？　かなり新しいか？
- 特定の年齢層が目立つか？
- 住民の全般的な雰囲気：生活を楽しんでいるか？　ストレスを感じているか？　落ち込んでいるか？
- 住民には一般的に，コミュニティでの生活に必要な能力があるか？
- コミュニティや近所の役割は？
- パレード／祭りは？（訳者注：住民が集まって行うイベント）
- ピクニックは？

○ **役割−関係パターン**
- ここの住民は仲良くやっているようにみえるか？
- 住民が社交の場として利用している場所は？
- 住民は，行政が人々の意見を聞いてくれると感じているか？
- コミュニティ会議への出席率は高いか，それとも低いか？
- 住民に十分な仕事があるか？

- 給料は公平か？
- 住民は，求人の職種に満足しているか（仕事に満足しているか）？
- 近隣地域で暴力の問題は？
- 家庭内暴力は？
- 子ども，配偶者，高齢者虐待は？
- 隣接しているコミュニティとはよい関係か？
- 協力しているコミュニティ・プロジェクトがあるか？
- ご近所はお互いに支え合っている様子か？
- コミュニティでの親睦会（パーティ，集まり）はあるか？

○ **セクシュアリティ-生殖パターン**
- 住民は，ポルノ，売春，子どもの安全（児童性愛者を含む）などに問題があると感じているか？
- 性的暴力を予防するうえで警察の活動は十分か？
- 学校やコミュニティでの性教育を住民は支持しているか？
- 平均的な家族の規模は？
- 周産期の母子の死亡率は？
- 出生前検診の受けられる施設は十分か？
- 住宅地域には自警団があるか？

○ **コーピング-ストレス耐性パターン**
- 最近のコミュニティ・ストレスは？
  □ どう対処したか？
- 現在，ストレスを感じている，緊張感を示している住民グループは？
- 消防，警察，救急車を呼ぶ仕組み，自殺予防ホットラインは？
- グループで（保健関連，その他），緊急時の対応についての訓練を受けているか？

○ **価値-信念パターン**
- コミュニティの価値観：住民が生活で重視していることの上位4つは？　健康関連の価値観と優先度に注目する．

C. コミュニティのアセスメント・ガイドライン

- 住民は大義のための活動，あるいは地元の募金運動に関与する傾向があるか？　健康関連の活動があるかどうかに注目する．
- 地域に宗教団体が存在しているか？
- 全宗派の礼拝場所があるか？
- 住民は文化や宗教の違いに対して寛容か？

## 診察

コミュニティの観察と公的な文書や記録の閲覧を通して診察を行う．

### ○ 健康知覚-健康管理パターン
- 疾病率，死病率，寿命，障害発生率（適切ならば，年齢層ごと，性別ごと）
- 事故発生率（適切ならば，地域ごと）
- 危険な状況
- 保健医療機関（種類）
- 老人ホームの安全記録（看護・介護者-居住者比率，転倒転落）
- 院内感染発症率
- 現在進行中のヘルス・プロモーション／予防プログラムとその利用状況
- 人口に対する医療職者の割合
- 医療保険の加入割合
- 飲酒年齢に関する法律
- 年齢層別の麻薬，飲酒運転での検挙者統計
- HIV，AIDS，肺結核の発生率

### ○ 栄養-代謝パターン
- 全般的な住民の外見は？（栄養，歯，気候に合った衣服か）
  - □ 子ども
  - □ 成人
  - □ 高齢者

- 購入する食料（会計場所で観察する）
- 「ジャンク・フード」自動販売機の設置状況（特に学校内など）
- 水道水の水質検査は？　実際の質は？
- レストランへの査察は？

○ **排泄パターン**
- 感染症の統計（水系感染症など）
- 大気汚染の統計

○ **活動–運動パターン**
- レクリエーション・プログラムや教養的プログラムは？
- 利用可能な老人ホームは？
- 介護つきの住居は？
- 運動やレクリエーション・プログラムを提供している高齢者施設は？
- 住宅価格は手ごろか？
- 障害者に適した構造上の補助（スロープや浴室）は？
- 育児支援サービスはあるか？
- 住民が必要とするリハビリテーション施設はあるか？
- 通り，家屋，庭，集合住宅などの景観の維持は？
- 視力障害者の移動を支援するように，信号機には音響装置がついているか？
- 必要に応じた交通機関があるか？

○ **睡眠–休息パターン**
- 商業地区の騒音レベルは？
- 居住地区の騒音レベルは？
- 騒音に対する規制や法律は？

○ **認知–知覚パターン**
- 学校・教育機関の質，数，場所は？
- 中途退学者の割合は？
- 成人対象の教育プログラムは？

- 行政構造；意思決定の進め方（保健医療サービスにかかわる決定の手順を示した組織図）
- 日本語を話す住民の割合は？（訳者注：原著では「英語」）
- 第二言語として日本語を話す住民の割合は？（訳者注：原著では「英語」）
- 日本語を学べる場所はあるか？（訳者注：原著では「英語」）

○ **自己知覚-自己概念パターン**
- 人種，民族の割合
- 社会経済的レベル
- 全般的な雰囲気の観察：コミュニティの住民，会議の住民
- コミュニティの必要に対する精神保健サービス

○ **役割-関係パターン**
- 住民間の交流を観察（スーパーマーケットに集まる人や会議参加者などで）
- 自分への暴力，対人暴力の統計は？
- 雇用統計は？
- 収入や貧困に関する統計は？
- 離婚率は？

○ **セクシュアリティ-生殖パターン**
- 平均的な家庭の規模とタイプ（例：血縁者，血縁関係なし，片親，両親がいる，独身のひとり暮らし）：
- 男女比
- 平均的母性年齢
- 周産期死亡率
- 乳児死亡率
- 10歳代の妊娠割合
- 離婚率
- 人工妊娠中絶率
- 性的暴力の統計
- 受胎調節情報に関する法律や規制
- 性感染症の統計

○ コーピング-ストレス耐性パターン
■ 社会的ストレスを測定するための社会的問題に関する統計
  □非行
  □薬物乱用
  □アルコール依存症
  □自殺
  □年齢層別の自殺
  □精神障害
■ 学生が放課後に集まる場所・施設
■ 人種，民族，性別ごとの失業率
■ 緊急時，災害時の計画
■ 避難所や医療用品の設置・確保（天候関連の災害やほかの危機に必要な場合）

○ 価値-信念パターン
■ 地区制，保全にかかわる法律
■ 自治体衛生委員会の報告書の閲覧（目標と優先順位）
■ 全体の予算に対する保健予算
■ 公園，美術館，公的なプログラム
■ 礼拝場所（必要を満たす数かどうか）

## D 機能的健康パターン・スクリーニング・アセスメント（FHPSA，表17）

■ 機能的健康パターン・スクリーニング・アセスメント（FHPSA）は，ゴードン（1994）の機能的健康パターンに基づいている．
■ FHPSAには11の機能的健康パターンを描写する58項目が含まれている．
■ FHPSAには，必要に応じて特定の患者グループ向けの質問項目を加えてもよい．
■ FHPSAは，患者自身が"1 全然／一度もない"から"4 いつも／たいていある"の4段階に○をつけて回答する．
■ 看護師は患者の回答にすばやく目を通し，必要箇所には分岐

型の質問を追加することで，より詳しい回答を引き出すことができる．
- 研究用ツールとして，機能的健康パターン・アセスメント・スクリーニング・ツール（FHPAST）も開発されている（Jones, 2002）．心理測定学的特性の検討では，47項目が3因子からなることがわかっている研究ツールである．より詳細な情報は，djones@partners.org あるいは ffoster@partners.org に直接連絡のこと．

**回答方法**

以下は，健康に影響するあなたの行動を調べるための質問項目です．各項目を読み，過去1か月のあなたに一番該当する数字に○をつけて回答してください．

**回答定義**

1 全然／一度もない
2 ときどき／散発的にある
3 しばしば／ちょくちょくある
4 いつも／たいていある

**属性**

年齢：
性別：男　女
人種：
宗教：

### 表17 機能的健康パターン・スクリーニング・アセスメント (FHPSA)

#### 健康知覚-健康管理パターン

| | | | | |
|---|---|---|---|---|
| ■ 健康を改善するためならライフスタイルを変えられる | 1 | 2 | 3 | 4 |
| ■ 健康状態に何か変わったことがあると，すぐに医師の診察を受ける | 1 | 2 | 3 | 4 |
| ■ 健康診断を1年に一度は受ける | 1 | 2 | 3 | 4 |
| ■ 医師からの指示に従うことができる | 1 | 2 | 3 | 4 |
| ■ 運転時にはシートベルトを着用する | 1 | 2 | 3 | 4 |
| ■ 良好な健康状態にある | 1 | 2 | 3 | 4 |
| ■ 健康によいことをしていると思う | 1 | 2 | 3 | 4 |
| ■ 飲酒をすると罪悪感を覚える | 1 | 2 | 3 | 4 |
| ■ 気晴らしのための薬物を使う | 1 | 2 | 3 | 4 |
| ■ 喫煙する | 1 | 2 | 3 | 4 |
| ■ 身体的危害のリスクが高いと感じる | 1 | 2 | 3 | 4 |

#### 栄養-代謝パターン

| | | | | |
|---|---|---|---|---|
| ■ 脂肪分の摂取を意識して控えている | 1 | 2 | 3 | 4 |
| ■ 体重に満足している | 1 | 2 | 3 | 4 |
| ■ 傷がすぐに治る | 1 | 2 | 3 | 4 |
| ■ 日光を避け，日焼け止めクリームを使う | 1 | 2 | 3 | 4 |
| ■ 毎日5～6品目の果物と野菜を食べる | 1 | 2 | 3 | 4 |
| ■ 毎日6～8杯の水を飲む | 1 | 2 | 3 | 4 |

#### 排泄パターン

| | | | | |
|---|---|---|---|---|
| ■ 排尿困難がある | 1 | 2 | 3 | 4 |
| ■ 排便困難がある | 1 | 2 | 3 | 4 |

#### 活動-運動パターン

| | | | | |
|---|---|---|---|---|
| ■ 日常生活に十分なエネルギーがある | 1 | 2 | 3 | 4 |
| ■ 20分以上の有酸素運動を週に2～3回は行う | 1 | 2 | 3 | 4 |
| ■ 身体能力のために日常生活が制限されている | 1 | 2 | 3 | 4 |
| ■ 歩行時に異常な身体的症状を感じる | 1 | 2 | 3 | 4 |

#### 睡眠-休息パターン

| | | | | |
|---|---|---|---|---|
| ■ 目覚めたときによく休めたと感じる | 1 | 2 | 3 | 4 |
| ■ 問題なく眠りにつける | 1 | 2 | 3 | 4 |

(つづく)

### 表17 機能的健康パターン・スクリーニング・アセスメント（FHPSA）(つづき)

#### 認知-知覚パターン

| | | | | |
|---|---|---|---|---|
| ■ 決断に満足している | 1 | 2 | 3 | 4 |
| ■ 問題を解決する能力に満足している | 1 | 2 | 3 | 4 |
| ■ はっきり聞こえる | 1 | 2 | 3 | 4 |
| ■ 長時間，集中することができる | 1 | 2 | 3 | 4 |
| ■ 新しい情報を簡単に覚えることができる | 1 | 2 | 3 | 4 |
| ■ 人生にかかわる選択は，価値観と一致している | 1 | 2 | 3 | 4 |
| ■ 視力に問題がある | 1 | 2 | 3 | 4 |
| ■ 日常生活に支障をきたす痛みがある | 1 | 2 | 3 | 4 |

#### 自己知覚-自己概念パターン

| | | | | |
|---|---|---|---|---|
| ■ 自分に自信がある | 1 | 2 | 3 | 4 |
| ■ 体重に満足している | 1 | 2 | 3 | 4 |
| ■ 将来に希望をもっている | 1 | 2 | 3 | 4 |
| ■ 人生は自分でコントロールしていると感じる | 1 | 2 | 3 | 4 |
| ■ 外見に満足している | 1 | 2 | 3 | 4 |
| ■ 人生に満足している | 1 | 2 | 3 | 4 |
| ■ あれこれと心配になる | 1 | 2 | 3 | 4 |
| ■ 身の安全が心配である | 1 | 2 | 3 | 4 |

#### 役割-関係パターン

| | | | | |
|---|---|---|---|---|
| ■ 自分の仕事に満足している | 1 | 2 | 3 | 4 |
| ■ 家庭内での役割に満足している | 1 | 2 | 3 | 4 |
| ■ 社会生活に満足している | 1 | 2 | 3 | 4 |
| ■ 自分の感情や気持ちを表すことができる | 1 | 2 | 3 | 4 |
| ■ 人とコミュニケーションが楽にとれる | 1 | 2 | 3 | 4 |
| ■ 家族の世話をするのは負担である | 1 | 2 | 3 | 4 |
| ■ 身の危険を感じる | 1 | 2 | 3 | 4 |
| ■ 対処の難しい家族問題を抱えている | 1 | 2 | 3 | 4 |

#### セクシュアリティ-生殖パターン

| | | | | |
|---|---|---|---|---|
| ■ 自分は性的に活発であっても，性感染症にかかるリスクは低い | 1 | 2 | 3 | 4 |
| ■ 自分の性に満足している | 1 | 2 | 3 | 4 |

(つづく)

表17 つづき

| コーピング-ストレス耐性パターン | | | | |
|---|---|---|---|---|
| ■ 人生・生活上のストレスに対処できる | 1 | 2 | 3 | 4 |
| ■ 助けや支援が必要なとき,話せる人がいる | 1 | 2 | 3 | 4 |
| ■ 人生・生活上の変化に対応できる | 1 | 2 | 3 | 4 |
| ■ リラックスするために,いつも行うことがある | 1 | 2 | 3 | 4 |
| ■ ストレスを抱えていると,身体的な不快感がある | 1 | 2 | 3 | 4 |
| ■ ストレス,緊張,プレッシャーを感じる | 1 | 2 | 3 | 4 |
| 価値-信念パターン | | | | |
| ■ 宗教的儀式やスピリチュアル儀式は,人生・生活に意味を与えてくれる | 1 | 2 | 3 | 4 |
| ■ 健康が自分には重要である | 1 | 2 | 3 | 4 |
| ■ 人生にかかわる選択は,価値観と一致している | 1 | 2 | 3 | 4 |

〔Foster & Jones, 1997-2004 より〕

## E 機能的健康パターンで分類した診断カテゴリー,2006-2008

　太字は,現在 NANDA-I に承認されている看護診断である.下線部は著者やその他の研究者たちが提案している診断であり,まだ NANDA-I には承認されていないが,臨床的有用性を確認している.

### 健康知覚-健康管理パターン

- **健康探求行動（明記する）**（訳者注：NANDA-I 分類法 II 2009-2011 では削除された）
- <u>リスク傾斜健康行動</u>
- <u>非効果的健康維持 Ineffective Health Maintenance（領域を明記する）</u>
- **非効果的自己健康管理（領域を明記する）**
- **非効果的自己健康管理リスク状態（領域を明記する）**
- **効果的治療計画管理**（訳者注：NANDA-I 分類法 II 2009-2011 では削除された）
- **自己健康管理促進準備状態**

- 非効果的家族治療計画管理
- 非効果的地域社会治療計画管理（訳者注：NANDA-I 分類法 II 2009-2011 では削除された）
- ノンコンプライアンス（領域を明記する）
- ノンコンプライアンス・リスク状態 Risk for Noncompliance（領域を明記する）
- 汚染
- 汚染リスク状態
- 免疫能促進準備状態
- 感染リスク状態（タイプを明記する）
- 身体損傷リスク状態
- 身体外傷リスク状態
- 転倒転落リスク状態
- 周手術期体位性身体損傷リスク状態
- 中毒リスク状態
- 窒息リスク状態
- 非効果的抵抗力（明記する）
- エネルギーフィールド混乱

## 栄養–代謝パターン

- 気力体力減退（成人）
- 栄養摂取消費バランス異常：必要量以上または外因性肥満 Exogenous Obesity
- 栄養摂取消費バランス異常リスク状態：必要量以上または肥満リスク状態 Risk for Obesity
- 栄養摂取消費バランス異常：必要量以下または栄養不足 Nutritional Deficit（タイプを明記する）
- 栄養促進準備状態
- 母乳栄養中断
- 非効果的母乳栄養
- 効果的母乳栄養
- 非効果的乳児哺乳パターン
- 嚥下障害（非代償性 Uncompensated）

- 悪心
- 誤嚥リスク状態
- 口腔粘膜障害
- 歯生障害
- 体液量平衡異常リスク状態
- 体液量過剰
- 体液量不足
- 体液量不足リスク状態
- 体液量平衡促進準備状態
- 皮膚統合性障害
- 皮膚統合性障害リスク状態
- 組織統合性障害（タイプを明記する）
- 褥瘡 Pressure Ulcer（ステージを明記する）
- ラテックスアレルギー反応
- ラテックスアレルギー反応リスク状態
- 非効果的体温調節機能
- 高体温
- 低体温
- 体温平衡異常リスク状態
- 肝機能障害リスク状態
- 血糖不安定リスク状態

## 排泄パターン

- 便秘
- 知覚便秘
- 間欠的便秘パターン Intermittent Constipation Pattern
- 便秘リスク状態
- 下痢
- 便失禁
- 排尿障害
- 排尿促進準備状態
- 機能性尿失禁
- 溢流性尿失禁

- 反射性尿失禁
- 腹圧性尿失禁
- 切迫性尿失禁
- 切迫性尿失禁リスク状態
- 完全尿失禁（訳者注：NANDA-I 分類法 II 2009-2011 では削除された）
- 尿閉

## 活動-運動パターン

- 活動耐性低下（レベルを明記する）
- 活動耐性低下リスク状態
- 消耗性疲労
- 坐位中心ライフスタイル
- 気分転換活動不足
- 身体可動性障害（レベルを明記する）
- 車椅子移動障害
- 床上移動障害（レベルを明記する）
- 移乗能力障害（レベルを明記する）
- 歩行障害（レベルを明記する）
- 徘徊
- 不使用性シンドロームリスク状態
- 関節硬縮リスク状態 Risk for Joint Contractures
- 全体的セルフケア不足 Total Self-care Deficit
- 入浴セルフケア不足（レベルを明記する）
- 更衣セルフケア不足（レベルを明記する）
- 摂食セルフケア不足（レベルを明記する）
- 排泄セルフケア不足（レベルを明記する）
- セルフケア技能の発達遅延 Developmental Delay in Self-Care Skills（レベルを明記する）
- セルフケア促進準備状態
- 術後回復遅延
- 成長発達遅延
- 発達遅延リスク状態

- 成長不均衡リスク状態
- 家事家政障害
- 人工換気離脱困難反応
- 自発換気障害
- 非効果的気道浄化
- 非効果的呼吸パターン
- ガス交換障害
- 心拍出量減少
- 非効果的組織循環（タイプを明記する）
- 自律神経反射異常亢進
- 自律神経反射異常亢進リスク状態
- 乳児突然死症候群 Risk for Sudden Infant Death Syndrome
- 乳児行動統合障害
- 乳児行動統合障害リスク状態
- 乳児行動統合促進準備状態
- 末梢性神経血管性機能障害リスク状態
- 頭蓋内許容量減少

## 睡眠-休息パターン

- 不眠
- 入眠困難 Delayed Sleep Onset
- 睡眠剥奪
- 睡眠パターン逆転 Sleep Pattern Reversal
- 睡眠促進準備状態

## 認知-知覚パターン

- 急性疼痛（種類と部位を明記する）
- 慢性疼痛（種類と部位を明記する）
- 疼痛自己管理不足（急性，慢性）Pain Self-Management Deficit（Acute, Chronic）
- 安楽促進準備状態
- 感覚知覚混乱（明記する）

E. 機能的健康パターンで分類した診断カテゴリー，2006-2008

- 非代償性感覚喪失 Uncompensated Sensory Loss（種類と程度を明記する）
- 感覚過負荷 Sensory Overload
- 感覚遮断 Sensory Deprivation
- 半側無視
- 知識不足（領域を明記する）
- 知識獲得促進準備状態
- 思考過程混乱（明記する）
- 注意集中不足 Attention-Concentration Deficit
- 急性混乱
- 急性混乱リスク状態
- 慢性混乱
- 状況解釈障害性シンドローム
- 記憶障害
- 認知障害リスク状態 Risk for Cognitive Impairment
- 意思決定促進準備状態
- 意思決定葛藤

## 自己知覚-自己概念パターン

- 恐怖（対象を明記する）
- 不安
- 軽度不安 Mild Anxiety
- 中等度不安 Moderate Anxiety
- 重度不安 Severe Anxiety
- 予期不安（軽度，中等度，重度）Anticipatory Anxiety（Mild, Moderate, Severe）
- 死の不安
- 反応性うつ状態 Reactive Depression（状況を明記する）
- 孤独感リスク状態
- 絶望感
- 対自己暴力リスク状態
- 希望促進準備状態
- 無力感（重度，中等度，軽度）

- 無力感リスク状態
- パワー促進準備状態
- 人間の尊厳毀損リスク状態
- 自尊感情慢性的低下
- 自尊感情状況的低下
- 自尊感情状況的低下リスク状態
- 自己概念促進準備状態
- ボディイメージ混乱
- 自己同一性混乱

## 役割-関係パターン

- 悲嘆
- 予期悲嘆 Anticipatory Grieving
- 悲嘆複雑化
- 悲嘆複雑化リスク状態
- 慢性悲哀
- 非効果的役割遂行（明記する）
- 未解決の自立-依存葛藤 Unresolved Independence-Dependence Conflict
- 社会的孤立／社会的拒絶 Social Rejection
- 社会的孤立
- 社会的相互作用障害
- 社会的技能発達遅延 Developmental Delay：Social Skill（明記する）
- 移転ストレスシンドローム
- 移転ストレスシンドロームリスク状態
- 家族機能破綻（明記する）
- 家族機能障害
- ペアレンティング障害（障害を明記する）
- ペアレンティング障害リスク状態（障害を明記する）
- 親役割葛藤
- 脆弱な親-乳児間愛着 Weak Parent-Infant Attachment
- 愛着障害リスク状態

- 親子(乳児)分離 Parent-Infant Separation[注4)]
- ペアレンティング促進準備状態
- 家族機能促進準備状態
- 介護者役割緊張
- 介護者役割緊張リスク状態
- 言語的コミュニケーション障害
- 発達遅延:コミュニケーション・スキル(タイプを明記する)Developmental Delay:Communication Skills(specify type)
- コミュニケーション促進準備状態
- 対他者暴力リスク状態

## セクシュアリティ-生殖パターン

- 非効果的セクシュアリティパターン
- 性的機能障害
- レイプ-心的外傷シンドローム
- レイプ-心的外傷シンドローム:複合反応(訳者注:NANDA-I分類法 II 2009–2011 では削除された)
- レイプ-心的外傷シンドローム:沈黙反応(訳者注:NANDA-I分類法 II 2009–2011 では削除された)

## コーピング-ストレス耐性パターン

- 非効果的コーピング
- 回避的コーピング Avoidance Coping
- 防衛的コーピング
- 非効果的否認/否認 Denial
- コーピング促進準備状態
- 自殺リスク状態
- ストレス過剰負荷

---

注4) 親子(乳児)分離 Parent-Infant Separation は T. Heather Herdomann, PhD., RN が研究と NICU での経験に基づいて開発した診断.

- 家族コーピング促進準備状態
- 家族コーピング妥協化
- 家族コーピング無力化
- 非効果的地域社会コーピング
- 地域社会コーピング促進準備状態
- サポートシステム不足 Support System Deficit
- 心的外傷後シンドローム
- 心的外傷後シンドロームリスク状態
- 自己傷害
- 自己傷害リスク状態

## 価値-信念パターン

- 道徳的苦悩
- スピリチュアルペイン
- スピリチュアルペインリスク状態
- スピリチュアルウェルビーイング促進準備状態
- 信仰心障害
- 信仰心障害リスク状態
- 信仰心促進準備状態

## F スクリーニング・アセスメント

　入院時に完全なアセスメントができない場合，スクリーニング・アセスメントが適応できる．提案する項目は以下のとおりである．

### 看護歴

○ **健康知覚-健康管理パターン**
- 健康全般で気になることがあるか？
- 服用している薬があるか？（薬品名，量，服用時間）
- 薬を持参したか？
- アレルギーがあるか？

- **栄養−代謝パターン**
  - 食事制限があるか？
  - 嚥下や消化の問題があるか？

- **排泄パターン**
  - 排便や排尿に問題があるか？

- **活動−運動パターン**
  - 活動制限があるか？　歩行に問題があるか？
  - 息切れがするか？
  - 下肢の痙攣は？

- **睡眠−休息パターン**
  - 朝はいつもよく休めて，活動に向けた準備ができていると感じるか？

- **認知−知覚パターン**
  - 痛みはあるか？
  - 見当識：場所は？　人は？
  - 視力に問題は？　眼鏡が必要か？
  - 聴力に問題は？

- **自己知覚−自己概念パターン**
  - ドキドキしている／イライラしている？

- **役割−関係パターン**
  - 家に世話をしなくてはいけない人がいるか？

- **セクシュアリティ−生殖パターン**
  　医学的状態と関係なければ保留．

- **コーピング−ストレス耐性パターン**
  - 電話連絡を取りたい人がいるか？

- 価値-信念パターン
- ほかに重要なことは？
- 宗教の関係者の訪問を望むか？

## 診察

- 皮膚を調べる
- 歩行が安全か確認する
- 気分の状態を評価する（イライラしている，落ち込んでいる）

## G 領域別アセスメント

　よくみられる問題を認識していると，アセスメントの際に手がかりに気づきやすくなる．以下は専門領域における看護診断の例であり，アセスメント・ガイドラインを使ったアセスメントでは，より掘り下げたアセスメントを導くことができる．

## 老年看護

　この専門領域の文献に多い診断は以下のとおり．

- 健康知覚-健康管理パターン
- 非効果的自己健康管理
- 非効果的自己健康管理リスク状態
- ノンコンプライアンス（領域を明記する）
- ノンコンプライアンス・リスク状態
- 身体損傷リスク状態
- 転倒転落リスク状態
- 感染リスク状態

- 栄養-代謝パターン
- 栄養不足
- 歯生障害

- 体液量不足
- 嚥下障害
- 皮膚統合性障害リスク状態

○ **排泄パターン**
- 失禁（種類別を参照）
- 便秘

○ **活動−運動パターン**
- 活動耐性低下
- 活動耐性低下リスク状態
- 身体可動性障害
- セルフケア不足
- 気分転換活動不足
- 家事家政障害
- 消耗性疲労
- 歩行障害

○ **睡眠−休息パターン**
- 睡眠パターン逆転
- 不眠
- 入眠困難

○ **認知−知覚パターン**
- 慢性疼痛
- 関節痛
- 混乱
- 記憶障害
- 感覚喪失（視覚，聴覚，触覚，嗅覚）

○ **自己知覚−自己概念パターン**
- 恐怖（対象を明記する）
- 不安
- 反応性うつ状態（状況を明記する）

- 孤独感リスク状態
- 無力感
- ボディイメージ混乱
- 自己尊重低下

○ **役割−関係パターン**
- 慢性悲哀
- 介護者役割緊張
- 介護者役割緊張リスク状態
- 移転ストレスシンドローム

○ **セクシュアリティ−生殖パターン**
- 性的機能障害

○ **コーピング−ストレス耐性パターン**
- サポートシステム不足
- 非効果的コーピング

○ **価値−信念パターン**
- スピリチュアルペイン
- スピリチュアルウェルビーイング促進準備状態
- スピリチュアルペインリスク状態

## リハビリテーション看護

　米国リハビリテーション看護協会の700人以上の会員が145の看護診断を評価した．以下は臨床の場で「ほとんどいつもある」か「頻繁にある」と評価された看護診断である（Gordon, 1995）．

○ **健康知覚−健康管理パターン**
- 身体損傷リスク状態
- 転倒転落リスク状態

- 栄養−代謝パターン
  - 皮膚統合性障害リスク状態
  - 嚥下障害

- 活動−運動パターン
  - 身体可動性障害
  - 移乗能力障害
  - 車椅子移動障害
  - 歩行障害
  - 活動耐性低下
  - セルフケア不足

- 認知−知覚パターン
  - 知識不足
  - 急性疼痛
  - 慢性疼痛

- 役割−関係パターン
  - 言語的コミュニケーション障害

## リハビリテーション領域の下位専門分野

**脳卒中**
- 半側無視
- 誤嚥リスク状態
- 床上移動障害
- <u>認知障害リスク状態</u>

**頭部損傷**
- <u>認知障害リスク状態</u>
- <u>注意集中不足</u>

**脊髄損傷**
- <u>褥瘡リスク状態</u>
- 便失禁
- 非効果的セクシュアリティパターン

- 性的機能障害
- 自律神経性反射異常亢進リスク状態
- 感染リスク状態

## クリティカルケア看護

状態の不安定な患者は，集中治療室などのユニットを出るまでは，時間のかかる看護歴聴取と診察には耐えられない．しかし，よくみられる看護診断はあるので，初回アセスメントで見逃さないようにしなくてはいけない．（診断は Gordon の研究の一部に基づいている，1992）

### ○ 健康知覚−健康管理パターン
- 感染リスク状態
- 身体損傷リスク状態
- 窒息リスク状態

### ○ 栄養−代謝パターン
- 栄養不足リスク状態
- 体液量不足リスク状態
- 褥瘡リスク状態
- 非効果的体温調節機能

### ○ 排泄パターン
- 便秘リスク状態
- 完全尿失禁

### ○ 活動−運動パターン
- 活動耐性低下リスク状態
- セルフケア不足（レベル3から4）
- 関節拘縮リスク状態
- 非効果的気道浄化

G. 領域別アセスメント

- **睡眠-休息パターン**
  - 入眠困難
  - 睡眠パターン混乱
  - 睡眠剝奪

- **認知-知覚パターン**
  - 急性疼痛
  - 感覚遮断
  - 感覚過負荷
  - 認知障害リスク状態
  - 急性混乱
  - 慢性混乱
  - 意思決定葛藤

- **自己知覚-自己概念パターン**
  - 恐怖（対象を明記する）
  - 不安
  - 死の不安
  - 無力感
  - 自尊感情低下
  - ボディイメージ混乱

- **役割-関係パターン**
  - 予期悲嘆
  - 未解決の自立-依存葛藤
  - 家族機能破綻
  - 言語的コミュニケーション障害

- **コーピング-ストレス耐性パターン**
  - 非効果的家族コーピング
  - 回避的コーピング
  - 非効果的否認／否認

○ 価値-信念パターン
- スピリチュアルペイン
- スピリチュアルペインリスク状態

## 一般的な共同問題：クリティカルケア

- 心拍出量減少
- ガス交換障害
- 非効果的組織循環
- 体液量過剰
- 体液量不足
- 体温平衡異常リスク状態
- 血糖不安定リスク状態

## 短期滞在部門

　回復室，分娩室，手術室，救命救急室，あるいは予約不要の外来診察室などでは，ほとんどの場合，完全な看護歴を聴取する必要はない．このような場合，スクリーニング・アセスメントを行う．もし，緊急性の低い問題で救急室を訪れる人がいたら，ほかの施設を紹介したり，自宅に帰したりする前に，どの程度のアセスメントを行うべきか，看護判断によって決める．短期滞在部門における看護診断は，状態によって大きく異なる．

## H　機能的健康パターンによって分類した，個人・家族・コミュニティの看護診断カテゴリー[注5]

　機能的健康パターンが標準あるいはベースラインに合わない場合，アセスメント・データを表すために，この看護診断分類

---

注5）NANDA-I（2005）NANDA 看護診断　定義と分類 2005-2006 より．下線部は，Gordon, M（2006）Manual of Nursing Diagnosis, 10th ed. Mosby より．

を使う．以下は診断的判断を表すNANDA-I分類法 II（2007）からの看護診断である．下線部は著者が提案している診断であり，まだNANDA-Iには承認されていないが，臨床的有用性を確認している（Gordon, 2006）．

## 個人

○ 健康知覚–健康管理パターン
- リスク傾斜健康行動
- 非効果的健康管理（領域を明記する）
- 非効果的自己健康管理（領域を明記する）
- 非効果的自己健康管理リスク状態（領域を明記する）
- 自己健康管理促進準備状態
- ノンコンプライアンス（領域を明記する）
- ノンコンプライアンス・リスク状態（領域を明記する）
- 汚染
- 汚染リスク状態
- 免疫能促進準備状態
- 感染リスク状態（タイプと部位を明記する）
- 身体損傷リスク状態
- 身体外傷リスク状態
- 転倒転落リスク状態
- 周手術期体位性身体損傷リスク状態
- 中毒リスク状態
- 窒息リスク状態
- 非効果的抵抗力（明記する）
- エネルギーフィールド混乱

○ 栄養–代謝パターン
- 気力体力減退（成人）
- 栄養摂取消費バランス異常：必要量以上または外因性肥満
- 栄養摂取消費バランス異常リスク状態：必要量以上または肥満リスク状態
- 栄養摂取消費バランス異常：必要量以下または栄養不足（タ

イプを明記する)
- 栄養促進準備状態
- 母乳栄養中断
- 非効果的母乳栄養
- 効果的母乳栄養
- 非効果的乳児哺乳パターン
- 嚥下障害（非代償性）
- 悪心
- 誤嚥リスク状態
- 口腔粘膜障害
- 歯生障害
- 体液量平衡異常リスク状態
- 体液量過剰
- 体液量不足
- 体液量不足リスク状態
- 体液量平衡促進準備状態
- 皮膚統合性障害
- 皮膚統合性障害リスク状態
- 組織統合性障害（タイプを明記する）
- 褥瘡（タイプを明記する）
- ラテックスアレルギー反応
- ラテックスアレルギー反応リスク状態
- 非効果的体温調節機能
- 高体温
- 低体温
- 体温平衡異常リスク状態
- 肝機能障害リスク状態
- 血糖不安定リスク状態

○ 排泄パターン
- 便秘
- 知覚便秘
- 間欠的便秘
- 便秘リスク状態

H. 機能的健康パターンによって分類した，個人・家族・コミュニティの看護診断カテゴリー

- 下痢
- 便失禁
- 排尿障害
- 排尿促進準備状態
- 機能性尿失禁
- 溢流性尿失禁
- 反射性尿失禁
- 腹圧性尿失禁
- 切迫性尿失禁
- 切迫性尿失禁リスク状態
- 尿閉

○ 活動–運動パターン
- 活動耐性低下(レベルを明記する)
- 活動耐性低下リスク状態
- 消耗性疲労
- 坐位中心ライフスタイル
- 気分転換活動不足
- 身体可動性障害(レベルを明記する)
- 車椅子移動障害
- 床上移動障害(レベルを明記する)
- 移乗能力障害(レベルを明記する)
- 歩行障害(レベルを明記する)
- 徘徊
- 不使用性シンドロームリスク状態
- 関節拘縮リスク状態
- 全体的セルフケア不足(レベルを明記する)
- 入浴セルフケア不足(レベルを明記する)
- 更衣セルフケア不足(レベルを明記する)
- 摂食セルフケア不足(レベルを明記する)
- 排泄セルフケア不足(レベルを明記する)
- セルフケア技能の発達遅延(レベルを明記する)
- セルフケア促進準備状態
- 術後回復遅延

- 成長発達遅延
- 発達遅延リスク状態
- 成長不均衡リスク状態
- 家事家政障害
- 人工換気離脱困難反応
- 自発換気障害
- 非効果的気道浄化
- 非効果的呼吸パターン
- ガス交換障害
- 心拍出量減少
- 非効果的組織循環（タイプを明記する）
- 自律神経反射異常亢進
- 自律神経反射異常亢進リスク状態
- 乳児突然死症候群
- 乳児行動統合障害
- 乳児行動統合障害リスク状態
- 乳児行動統合促進準備状態
- 末梢性神経血管性機能障害リスク状態
- 頭蓋内許容量減少

○ **睡眠-休息パターン**
- 不眠
- 入眠困難
- 睡眠剥奪
- 睡眠パターン逆転
- 睡眠促進準備状態

○ **認知-知覚パターン**
- 急性疼痛（種類と部位を明記する）
- 慢性疼痛（種類と部位を明記する）
- 疼痛自己管理不足（急性，慢性）
- 安楽促進準備状態
- 感覚知覚混乱（明記する）
- 非代償性感覚喪失（種類と程度を明記する）

- 感覚過負荷
- 感覚遮断
- 半側無視
- 知識不足（領域を明記する）
- 知識獲得促進準備状態
- 注意集中不足
- 急性混乱
- 急性混乱リスク状態
- 慢性混乱
- 状況解釈障害性シンドローム
- 記憶障害
- 認知障害リスク状態
- 意思決定促進準備状態
- 意思決定葛藤

○ 自己知覚-自己概念パターン
- 恐怖（対象を明記する）
- 不安
- 軽度不安
- 中等度不安
- 重度不安
- 予期不安（軽度，中等度，重度）
- 死の不安
- 反応性うつ状態（状況を明記する）
- 孤独感リスク状態
- 絶望感
- 対自己暴力リスク状態
- 希望促進準備状態
- 無力感（重度，中等度，軽度）
- 無力感リスク状態
- パワー促進準備状態
- 人間の尊厳毀損リスク状態
- 自尊感情慢性的低下
- 自尊感情状況的低下

- 自尊感情状況的低下リスク状態
- 自己概念促進準備状態
- ボディイメージ混乱
- 自己同一性混乱

○ **役割-関係パターン**
- 悲嘆
- 予期悲嘆
- 悲嘆複雑化
- 悲嘆複雑化リスク状態
- 慢性悲哀
- 非効果的役割遂行
- 未解決の自立-依存葛藤
- 社会的孤立／社会的拒絶
- 社会的孤立
- 社会的相互作用障害
- 社会的技能発達遅延（明記する）
- 移転ストレスシンドローム
- 移転ストレスシンドロームリスク状態
- ペアレンティング障害（障害を明記する）
- ペアレンティング障害リスク状態（障害を明記する）
- 親役割葛藤
- 脆弱な親-乳児間愛着
- 愛着障害リスク状態
- 親子（乳児）分離
- ペアレンティング促進準備状態
- 介護者役割緊張
- 介護者役割緊張リスク状態
- 言語的コミュニケーション障害
- 発達遅延：コミュニケーション・スキル
- コミュニケーション促進準備状態
- 対他者暴力リスク状態

- **セクシュアリティ−生殖パターン**
  - 非効果的セクシュアリティパターン
  - 性的機能障害
  - レイプ−心的外傷シンドローム

- **コーピング−ストレス耐性パターン**
  - 非効果的コーピング
  - <u>回避的コーピング</u>
  - 防衛的コーピング
  - 非効果的否認／<u>否認</u>
  - 自殺リスク状態
  - ストレス過剰負荷
  - <u>サポートシステム不足</u>
  - 心的外傷後シンドローム
  - 心的外傷後シンドロームリスク状態
  - 自己傷害
  - 自己傷害リスク状態

- **価値−信念パターン**
  - 道徳的苦悩
  - スピリチュアルペイン
  - スピリチュアルペインリスク状態
  - スピリチュアルウェルビーイング促進準備状態
  - 信仰心障害
  - 信仰心障害リスク状態
  - 信仰心促進準備状態

## 家族の看護診断

- 家族機能破綻（明記する）
- 家族機能障害
- 家族機能促進準備状態
- 家族コーピング促進準備状態
- 家族コーピング妥協化

- 家族コーピング無力化

## 地域の看護診断

- 非効果的家族治療計画管理
- 非効果的地域社会コーピング
- 地域社会コーピング促進準備状態

# I リスク状態を表す看護診断 2006-2008

　以下は診断的判断を表すNANDA-I分類法II（2007）からの看護診断である．下線部は著者が提案している診断であり，まだNANDA-Iには承認されていないが，臨床的有用性を確認している（Gordon, 2006）．

- 活動耐性低下リスク状態
- ラテックスアレルギー反応リスク状態
- 誤嚥リスク状態
- 愛着障害リスク状態
- 予期不安リスク状態
- 急性混乱リスク状態
- 認知障害リスク状態
- 便秘リスク状態
- 汚染リスク状態
- 関節拘縮リスク状態
- 人間の尊厳の毀損リスク状態
- 不使用性シンドロームリスク状態
- 自律神経性反射異常亢進リスク状態
- 転倒転落リスク状態
- 体液量不足リスク状態
- 体液量平衡異常リスク状態
- 血糖不安定リスク状態
- 悲嘆複雑化リスク状態
- 成長不均衡リスク状態

- 切迫性尿失禁リスク状態
- 乳児突然死症候群リスク状態
- 乳児行動統合障害リスク状態
- 感染リスク状態（タイプを明記）
- 身体損傷リスク状態
- 周手術期体位性身体損傷リスク状態
- 肝機能障害リスク状態
- 孤独感リスク状態
- ノンコンプライアンス・リスク状態
- 栄養摂取消費バランス異常リスク状態：必要量以上
- ペアレンティング障害リスク状態
- 末梢性神経血管性機能障害リスク状態
- 中毒リスク状態
- 心的外傷後シンドロームリスク状態
- 無力感リスク状態
- 信仰心障害リスク状態
- 移転ストレスシンドロームリスク状態
- 介護者役割緊張リスク状態
- 自尊感情状況的低下リスク状態
- 自己傷害リスク状態
- 皮膚統合性障害リスク状態
- スピリチュアルペインリスク状態
- 窒息リスク状態
- 自殺リスク状態
- 体温平衡異常リスク状態
- 非効果的治療計画管理リスク状態（領域を明記）
- 身体外傷リスク状態
- 対他者暴力リスク状態
- 対自己暴力リスク状態

## J 安寧と健康を表す看護診断 2006-2008

以下は診断的判断を表すNANDA-I分類法 II（2007）からの看護診断である.

- コミュニケーション促進準備状態
- コーピング促進準備状態
- 体液量平衡促進準備状態
- 乳児行動統合促進準備状態
- 知識獲得促進準備状態
- 栄養促進準備状態
- ペアレンティング促進準備状態
- セルフケア促進準備状態
- 自己概念促進準備状態
- 睡眠促進準備状態
- スピリチュアルウェルビーイング促進準備状態
- 排尿促進準備状態
- 治療計画管理促進準備状態
- 効果的母乳栄養
- 信仰心促進準備状態

## K 診断-介入-アウトカム連携

以下は一般的な状態における診断-介入-アウトカム連携の例である. NANDA-I（2007），看護介入分類（Dochterman & Bulechek, 2004），看護成果分類とNANDA, NOC, NICリンケージ（Johnson, et al, 2006）の内容を少し修正して用いている.

### ○ 都心の住宅地で暮らす，75歳の女性，元秘書

社会的孤立 R/T 恐怖（街頭での暴力行為）[街頭での暴力行為に対する恐怖に関連した社会的孤立]
- 「社会的孤立」の定義：個人が経験している孤独感で，よくない状況として受け取られている状態.
- 「恐怖」の定義：危険だと認識された脅威.

アウトカム
- 社会的関与:人,グループ,組織との社会的相互作用.
- ソーシャルサポート:他者からの確かな支援が得られると思われていること,実際に得られること.

介入
- 安心感強化:患者の身体的および心理的に安全な感覚を増強すること.
- 不安と恐怖軽減:予期される危険の心配,恐れ,予感,または不快を最小限に抑えること.
- 高齢者支援:道具的支援を促進し,活動で交流すること.

## ○ 35歳,俳優,AIDS患者
**皮膚感染リスク状態**
- 定義:病原微生物の侵入する危険が増加している状態.

アウトカム
- 感染の重症度.

介入
- 感染コントロール:感染因子の吸収と伝播を最小限に抑えること.
- 健康増進行動:感染を予防するための個人的な行為.

## ○ 50歳,コンピュータ技師,膝関節の術後
**身体可動性障害 R/T 急性疼痛(膝関節置換術後)[膝関節置換術後の急性疼痛に関連した身体可動性障害]**
- 「身体可動性障害」の定義:全身あるいは身体部分の,単独での意図的な運動に限界があること.
- 「急性疼痛」の定義:実在するまたは潜在する組織損傷あるいはそれらダメージから生じる不快感と精神的経験(世界疼痛学研究会).

アウトカム
- 身体的緩和と精神的緩和を肯定的に知覚している程度

介入
- 疼痛管理:患者ががまんできる程度の安楽レベルまで,疼痛を緩和,または減少させること.

- ポジショニング：生理的安寧そして／または心理的安寧を促進するために，身体部分を意図的に配置すること．

# 文献

- American Nurses Association. (2000). Standards of Clinical Nursing Practice. Washington, DC: American Nurses Association.
- Anderson J, et al. (2007). What you can learn from a comprehensive skin assessment. Nursing 2007, 37: 65-66.
- Anno NJ. (1974). Behavioral treatment of sexual problems. Honolulu, Hawaii: Enabling Systems.
- Barrett F & Jones D. (1999). Development and testing of functional health pattern assessment screening tool. *In* Rantz M & LeMone P(Eds.). Proceedings of the 13th North American Diagnoses Association. CINAHL Information Systems, Glendale, Calif.
- Benson H, et al. (2006). Study of therapeutic effects of intercessory prayer (STEP) in cardiac bypass patients: A multi-center randomized trial of uncertainty and certainty of receiving intercessory prayer. American Heart Journal, 15 (4).34-942.
- Borg GA. (1982). Borg scale. Medicine and Science in Sports Exercise 14: 377-387.
- Chesson AL, et al. (1999). Practice parameters for the nonpharmacologic treatment of chronic insomnia. Sleep, 22 (8). 1-5.
- Clayton MF (2006). Communication: An important part of nursing care. American Journal of Nursing, 106: 70-71.
- Cole C & Richards K. (2007). Sleep disruption in older adults. American Journal of Nursing, 107 (5). 40-49.
- Coulehan JL & Block MR. (1999). The Medical Interview: Mastering Skills for Clinical Practice. Philadelphia: F.A. Davis, p. 148.
- EskreisTR. (1998). Seven common legal pitfalls in nursing. American Journal of Nursing, 98 (4). 34-40.
- Foreman MD, et al. (2003). Assessing cognitive function. *In* Mezey M, et al. (Eds.). Geriatric Nursing Protocols for Best Practice, 2nd ed. New York: Springer, pp. 99-115.
- Glass RD. (1996). Diagnosis: A Brief Introduction. NewYork: Oxford University Press.
- Gordon M. (1992). High-risk nursing diagnoses in critical care. *In* Carroll-Johnson, R. (Ed.). Classification of Nursing Diagnoses: Proceedings of the Tenth Conference. Philadelphia: Lippincott.
- Gordon M. (1994). Nursing Diagnosis: Process and Application, 3rd ed. St. Louis: Mosby.
- Gordon M. (1995). RNF project on high-frequency/high-treatment priority

nursing diagnoses in rehabilitation nursing, part I. Rehabilitation Nursing Research, 4: 3-10.
- Gordon M. (1995). RNF project on high-frequency/high-treatment priority nursing diagnoses in rehabilitation nursing, part 11. Rehabilitation Nursing Research, 5: 38-46.
- Gordon M. (1996). Report of an RNF study: Diagnostic criteria for selected rehabilitation nursing diagnoses. Rehabilitation Nursing Research, 5: 1-6.
- Gordon M. (2007). Manual of Nursing Diagnoses, 10th ed. St. Louis: Mosby.
- Gordon M. (2007). Nursing Diagnosis: Process and Application. St. Louis: Mosby-Elsevier. Functional Health Patterns, Chapters 4-6.
- Gordon M & Murphy CM. (1994). Clinical judgment: An integrated model. Advances in Nursing Science, 16: 55-70.
- Grace PJ. (2004). Patient safety and the limits of confidentiality. American Journal of Nursing, 104 (11). 33.
- Harkreader, H. (2004). Fundamentals of Nursing: Caring and Clinical Judgment. St. Louis: Saunders-Elsevier.
- Hodgson IA. (1991). Why do we need sleep? Relating theory to nursing practice. Journal of Advanced Nursing, 16 (12). 1503-1510.
- Johns M. (1991). Epworth sleepiness scale. Sleep, 14 (6). 540-545.
- Jones D. (2002). Establishing the psychometic properties of the FHPAST: Use in practice. Journal of Japan Society of Nursing, 7 (1): 12-17.
- Jones D. (1986). Health assessment manual. St. Louis: McGraw-Hill.
- Katz A. (2006). Erectile dysfunction and its discontents. American Journal of Nursing, 106 (12). 70-72.
- Keefe S. (2006). Post-acute rehab: A delicate matter. Nursing Advance, New England, November 20, 2006, pp. 25-28, www.advanceweb.com
- Morris JN, et al. (1990). Designing the National Resident Assessment Instrument for nursing homes. The Gerontologist, 30: 293-307.
- McCaffery, et al. (2004). Prayer for health concerns: Results of a national survey on prevalence and patterns of use. Archives of Internal Medicine, April 26 (4).
- McCourt, AE (Ed.). (1993). The Specialty Practice of Rehabilitation Nursing: A Core Curriculum, 3rd ed. Skokie, Ill.: Rehabilitation Nursing Foundation, p.108.
- NANDA International. (2007). Nursing Diagnoses: Definitions and Classification 2007-2008. Philadelphia: Author.
- NANDAインターナショナル (2007). 日本看護診断学会（監訳）.NAN-

DA-I 看護診断定義と分類 2007-2008，医学書院
- St. Romain, R. (1993). Handbook for Spiritual Growth. Liguori, Mo.: Liguori Publications.
- Schumacher K, et al. (2006). Family caregivers. American Journal of Nursing, 106 (8): 40-49.
- Welker-Hood K. (2006). Does workplace stress lead to accident or error? American Journal of Nursing, 106 (9): 104.
- Wyman JF; et al. (Eds.). (2004). Shaping future directions for incontinence research: Reports from an international nursing summit. Nursing Research, Supplement to November/December 53 (65). S1-S59.

## ◆ 本書の論評者

- Lonna Boen, RN, MSN; Dina Faucher, PhD, RN, APRNBC, DCN, CHt; Holly Janssen, MSN, RN; David Keller, MS, APRN; Patsy Maloney, RN, BC, MA, MSN, EdD, CEN, CNAA; Barbara Maxwell, MSN, MS, RN; Karen Mayville, RN, PhDc; Carrie Mines, RN, BScN, MSc (T). Kim Penland, APRN, BC; Cynthia D. Softhauser, APRN, BC

# ◆ 索引

## あ

愛着障害リスク状態　113
アイデンティティ　96
アセスメント　1
　——，意図的　3
　——，緊急型　2
　——，系統的　3
　——，時間間隔型　2
　——，初回　3
　——，性的指向の　133
　——，問題着目型　2
　——，4種類の　2
　——と業務基準　1
　——の不履行　11
　——の目的　1
アセスメント情報の守秘義務　11
アセスメント・データ　156
　——の分析　19
アセスメント様式
　——，疾患ごとの　5
　——，臨床領域ごとの　5
安楽促進準備状態　84

## い

移行　14
　——，活動−運動パターンから睡眠−休息パターンへの　15
　——，健康知覚−健康管理パターンから栄養−代謝パターンへの　15
移行時の導入　14
意識レベル　81
意識レベル分類　93
意思決定　83, 86

意思決定葛藤　85
意思決定促進準備状態　85
意思決定能力　81
移乗能力障害　62
溢流性尿失禁　52, 56
移転ストレスシンドローム　113
移転ストレスシンドロームリスク状態　113
意図的アセスメント　3

## う

ウエスト対ヒップ比　38, 46
ウエルネス型看護診断　166
ウォン・ベイカーの疼痛フェイス・スケール　82, 90
運動と娯楽　57

## え

栄養−代謝パターン　4, 35, 179, 186
栄養所要量，1日の　42
栄養摂取消費バランス異常　39
栄養摂取消費バランス異常：必要量以下　40
栄養摂取消費バランス異常リスク状態　39
栄養促進準備状態　40
栄養必要量　37
エネルギー消費　57
エネルギーの温存方法　70
エネルギーフィールド混乱　27
エプワース昼間の眠気尺度　79
嚥下困難　37
嚥下障害　40

嚥下の問題 37

**お**

悪心 40
汚染 26, 55
汚染リスク状態 26, 55
親子（乳児）分離 113
親役割 114
親役割葛藤 113

**か**

外因性肥満 39
介護者役割緊張 111, 113
介護者役割緊張リスク状態 113
介護ニーズ・チェックリスト 111, 119
介護負担の評価 111
開放型の（一般的）質問 16
化学療法 37
核家族 101
学習困難 83
学習能力レベル 81
確認型の質問 17
家事家政障害 63
ガス交換障害 64, 69
仮説
―― の検証 164, 175
―― の生成 161
―― の選択 164
家族
―― のアイデンティティ（同一性） 101
―― の看護診断 230
―― の自己知覚-自己概念パターン
家族機能障害 116
家族機能促進準備状態 116
家族機能破綻 116

家族計画 126, 128
家族コーピング促進準備状態 141
家族コーピング妥協化 141
家族コーピング無力化 141
家族図 102
価値-信念パターン 4, 146, 171, 185, 189
価値観 146
活動-運動パターン 4, 57, 180, 187
―― から睡眠-休息パターンへの移行 15
活動耐性 71
活動耐性低下 58, 62, 69
活動耐性低下リスク状態 62
家庭環境安全チェックリスト 28, 33
家庭内暴力 111, 129
家庭内暴力スクリーニング 122
家庭の安全対策アセスメント 28
可動性 57, 58
感覚過負荷 84
感覚遮断 84
感覚障害 24
感覚知覚混乱 84
肝機能障害リスク状態 41
関係，治療的 9
間欠的便秘パターン 51, 55
看護師の診察 19
看護実践国際分類 156
看護実践能力判断基準 1
看護診断仮説 21
看護診断の定義 158
看護専門職としての責任範囲 13
看護治療 157
看護の守備範囲 172
看護の責任履行 11

看護歴 13
　—— と診察 13
看護歴聴取 13
観察 18, 123
患者
　—— の視点 162
　—— の自律性 11
　—— の自立度 81
関節可動域 58
関節拘縮リスク状態 63
関節痛 82
完全尿失禁 52, 56
感染リスク状態 27, 32
関連因子 157, 158
関連因子：活動耐性低下 68
関連痛・投射痛・遠隔痛の部位 91

き

記憶 81
　—— の変化 82
記憶障害 82, 85
機能性尿失禁 52, 56
機能的健康パターン 3
　—— の特徴 5
機能的健康パターン・アセスメント・スクリーニング・ツール 204
機能的健康パターン・スクリーニング・アセスメント 203
機能レベルコード 61, 181
気分転換 57
気分転換活動不足 62
希望促進準備状態 100
虐待 125, 129, 133
客観的・他覚的手がかり 7
客観的データ 13
急性混乱 85
急性混乱リスク状態 85
急性疼痛 84

共感 163
共感の関係 9
共感の質問 16
共同問題 223
恐怖 69, 99
　—— や不安 97
業務基準 1
拒食症 37
気力体力減退（成人） 39
緊急型アセスメント 2

く

クオリティ・オブ・ライフ 108, 172
苦悩 106
グラスゴー・コーマ・スケール 83, 94
クラスタリング 21
車椅子移動障害 62

け

傾聴 19
系統的アセスメント 3
軽度不安 99
血糖不安定リスク状態 41
下痢 52
現況手がかり 7
健康管理パターン 31
健康探究行動 25
健康知覚-健康管理パターン 4, 22, 171, 178, 186
　—— から栄養-代謝パターンへの移行 15
健康と安寧のパターン 23
健康パターンの順番と関係性 162
言語的コミュニケーション障害 113
言語的手がかり 13

現実的な思考 81
倦怠感 58
見当識 81

## こ

更衣セルフケア不足 63
更衣と整容 120
効果的治療計画管理 26
効果的母乳栄養 40
口腔粘膜障害 40
高体温 41
高齢者の抑うつ状態 107
誤嚥リスク状態 40
コーピング-ストレス耐性パターン 4, 185, 189
コーピング促進準備状態 139
コーピング能力 136
コーピング方略 135
コーピング方略分類 144
呼吸困難 70
呼吸困難尺度 70
国際看護師協会 156
孤独感リスク状態 100
コミュニケーション 9, 121
コミュニケーション促進準備状態 113
コミュニケーション不足 12
コミュニティの健康教育プログラム 125

## さ

災害対策基本法 142
最終看護診断 21
坐位中心ライフスタイル 62
サポートシステム不足 139

## し

視覚障害 24

自我同一性 96
時間間隔型アセスメント 2
思考過程混乱 85
自己概念 96
自己概念促進準備状態 101
自己価値 96
自己健康管理促進準備状態 26
自己知覚-自己概念パターン 4, 96, 183, 189
自己同一性 96
自己同一性混乱 101
仕事上のストレス 137
仕事上の役割 108
自己認識 96
自己能力 96
死後の心配 106
自己評価 96
自殺 137
自殺リスク状態 139
支持的手がかり 8
歯生障害 40
自尊感情 139
自尊感情リスク状態 139
自尊感情 69, 96
自尊感情状況的低下 101
自尊感情状況的低下リスク状態 101
自尊感情慢性的低下 100, 105
自尊心 96
実在型の問題 166
疾病失認識 23
質問 16
——, 開放型（一般的）の 18
——, 確認型の 17
——, 自由回答式の 14
——, スクリーニング型の 18
——, 対立型の 17
——, 閉鎖型（焦点的）の 17
——, 明確化型の 18
史的ステレオタイプ化 7
史的手がかり 7

死にゆく過程 106
死の恐怖 106
死の不安 69, 100
自発換気障害 63
社会的技能発達遅延 112
社会的孤立 112
社会的相互作用 57
社会的相互作用障害 112
ジャレルのスピリチュアル（精神）満足感尺度 153
自由回答式質問法 14, 31
宗教 146
宗教の価値観 31
宗教的ニーズ 151
周手術期体位性身体損傷リスク状態 27
収束的思考 160, 164
重度不安 100
終末期 148
主観的・自覚的手がかり 7
主観的データ 13
手術創の痛み 82
術後回復遅延 63
出生前検診 131
循環器系 57
―― の問題 174
状況解釈障害性シンドローム 85
状況的手がかり 7
床上移動障害 62
症状と徴候 158
情報解釈 158
情報解釈エラー 168
情報収集エラー 168
情報の収集と解釈 13
消耗性疲労 62
初回アセスメント 3
―― の終え方 21
褥瘡ステージ 47
食物ガイドピラミッド 39
叙述的評価尺度 91
自律神経反射異常亢進 64

自律神経反射異常亢進リスク状態 64
信仰 146
人工換気離脱困難反応 63
信仰心障害 149
信仰心障害リスク状態 149
信仰心促進準備状態 150
診察 13, 19, 186
身体外傷リスク状態 27
身体可動性障害 58, 62
身体損傷リスク状態 27
診断-介入-アウトカム連携 233
診断仮説 162
診断過程 158
診断記述エラー 168
診断指標 157
診断ストラテジー 159
診断手がかり 8
診断の判断 1, 158
診断文の構成 165
診断用語 156
心的外傷後シンドローム 139
心的外傷後シンドロームリスク状態 139
信念 146
心拍出量減少 64, 69
信頼できる手がかり 7

## す

睡眠-休息パターン 4, 72, 181, 188
睡眠時無呼吸 72, 77
睡眠障害 72
睡眠促進準備状態 74, 174
睡眠剥奪 74, 174
睡眠パターン逆転 74, 174
睡眠パターン混乱 174
睡眠パターン混乱尺度 78
睡眠不足 72
数値評価尺度 90

スクリーニング・アセスメント 215
スクリーニング型の質問 18
スクリーニング，家庭内暴力 122
ステレオタイプ化 153
ストレス過剰 177
ストレス過剰負荷 139
ストレス耐性 135
ストレッサー 135
スピリチュアリティ 146
スピリチュアルウェルビーイング促進準備状態 149
スピリチュアル活動 122
スピリチュアル・ニーズ 146, 153
スピリチュアルの（精神的）価値観 147
スピリチュアルペイン 149
スピリチュアルペインリスク状態 149

### せ

脆弱な親-乳児間愛着 113
性的関係 124, 128
性的機能障害 128
性的指向のアセスメント 133
性的暴力 125, 133
性的問題 122
性同一性 124
性別の自己認識 124
セクシュアリティ 124
セクシュアリティ-生殖パターン 4, 124, 185, 189
摂食セルフケア不足 63
切迫性尿失禁 52, 55, 56
切迫性尿失禁リスク状態 52
絶望感 100
セルフケア 57, 58
セルフケア機能の発達遅延 66

セルフケア促進準備状態 63
セルフケア不足 68, 69
全体的セルフケア不足 63
前立腺のスクリーニング 24

### そ

ソーシャル・サポート 109
組織統合性障害 41
損傷 122

### た

体液量過剰 40
体液量不足 40
体液量不足リスク状態 40
体液量平衡異常リスク状態 40
体液量平衡促進準備状態 40
体温平衡異常リスク状態 41
体格指数（BMI） 38, 48
対自己暴力リスク状態 101
代謝過程 35
代謝必要量 55
対他者暴力リスク状態 114
大腸・膀胱コンチネンス分類 56
対立型の質問 17
妥当な手がかり 7
単純な推論 20
単純な評価 20

### ち・つ

地域社会コーピング促進準備状態 143
知覚便秘 51
知識獲得促進準備状態 84
知識不足 24, 69, 84
窒息リスク状態 27
中等度不安 99
中毒リスク状態 27

聴覚障害　24
直感　159
直感的ストラテジー　161
治療的関係　9
治療的コミュニケーション　132
治療的判断　1
強み　166

## て

低体温　41
データ解釈　19, 20
データベース　164
手がかり　7, 158
　——, 客観的・他覚的　7
　——, 現況　7
　——, 支持的　8
　——, 史的　7
　——, 主観的・自覚的　7
　——, 状況的　7
　——, 診断　8
　——, 信頼できる　7
　——, 妥当な　7
　—— の認識　158
転倒転落　25
　—— のリスク　58
転倒転落因子チェックリスト
　　　　　　　　　　　25, 34
転倒転落リスク状態　27

## と

頭蓋内許容量減少　64, 69
疼痛アセスメント　80
疼痛自己管理不足　84
疼痛評価尺度　90
道徳的価値観　150
道徳的苦悩　149

## な・に

内服薬と治療の自己管理アセスメントチェックリスト
　　　　　　　　　　　25, 32
日常生活動作　57
乳児突然死症候群リスク状態
　　　　　　　　　　　　64
入眠困難　74
入浴-清潔　120
入浴セルフケア不足　63
尿失禁　49
　—— のタイプ　55
尿失禁鑑別表　56
尿閉　52
人間の尊厳毀損リスク状態　100
認知-知覚障害　80
認知-知覚パターン
　　　　　　4, 80, 171, 182, 188
認知障害　24
認知障害リスク状態　85

## の

ノンアドヒアランス　25, 31
ノンコンプライアンス
　　　　　　　　　25, 26, 32
ノンコンプライアンス・リスク
　状態　26

## は

排泄　120
排泄セルフケア不足　63
排泄パターン　4, 49, 180, 187
排尿障害　52
排尿促進準備状態　52
排尿パターン　51
排便パターン　51
パターンから次のパターンへの
　移行　14

発散的思考 160
発達遅延：コミュニケーション・スキル 114
パワー促進準備状態 100
反射性尿失禁 52, 56
半側無視 84
判断 81
── と意思決定尺度 83, 92
── の正確性 167
判断能力 156

## ひ

PES 形式 157
非言語的コミュニケーション 18
非言語的手がかり 13
非効果的家族治療計画管理 29
非効果的気道浄化 64
非効果的健康維持 25
非効果的コーピング 139
非効果的呼吸パターン 64
非効果的自己健康管理 26, 69
非効果的自己健康管理リスク状態 26, 32
非効果的セクシュアリティパターン 127, 133
非効果的組織循環 64, 69
非効果的体温調節機能 41
非効果的地域社会コーピング 143
非効果的抵抗力 27
非効果的否認/否認 139
非効果的母乳栄養 40
非効果的役割遂行 112
非代償性感覚喪失 84
悲嘆 106, 112
悲嘆複雑化 112
悲嘆複雑化リスク状態 112
否認 145
皮膚統合性障害 41

皮膚統合性障害リスク状態 41
皮膚の状態 36
肥満 133
肥満リスク状態 40
病院認定合同委員会 80, 146

## ふ

不安 69, 99
フィジカルアセスメント 19
腹圧性尿失禁 52, 55, 56
複合型尿失禁 56
複雑な推論 20, 21
複数仮説の代案 162
不使用性シンドロームリスク状態 63
不眠 74, 174
文化的価値観 150
文化的ステレオタイプ 31
分析的ストラテジー 159, 161
分析的な推論 159

## へ

ペアレンティング 114
ペアレンティング障害 113
ペアレンティング障害リスク状態 113
ペアレンティング促進準備状態 113
米国看護師協会 1
閉鎖型（焦点的）の質問 17
ヘルス・プロモーション 31
ヘルス・プロモーション活動 23
便失禁 49, 52
便秘 51, 55
便秘リスク状態 52

## ほ

防衛的コーピング 139
防御機構 80
防御機制 144
法的問題 10, 11
歩行障害 62
ボディイメージ 96
　——の問題 35
ボディイメージ混乱
　　　　　　69, 101, 105, 133
母乳栄養中断 40
ボルグ息切れ自覚度尺度 70

## ま

末梢性神経血管性機能障害リスク状態 64
慢性混乱 85
慢性疼痛 84, 91
慢性悲哀 112

## み・む

未解決の自立-依存葛藤 112
無力感（重度，中等度，軽度）100
無力感リスク状態 100

## め

明確化型の質問 18
免疫能促進準備状態 26
免疫不全 137

## も

目標達成 158
問題, ボディ・イメージの 35
問題解決 145
問題着目型アセスメント 2

## や・ゆ

役割-関係パターン
　　　　　　4, 108, 184, 189
役割関係 109
役割機能 108
誘導型の質問 18

## よ

余暇活動 121
予期悲嘆 112
予期不安（軽度，中等度，重度）100
抑圧 145
抑うつ状態 107
　——, 高齢者の 107
抑制 145
4種類のアセスメント 2
4得点昏睡測定尺度 83, 95

## ら・り・る

ラテックスアレルギー反応 41
ラテックスアレルギー反応リスク状態 41
リスク型看護診断 166
リスク傾斜健康行動 25
領域別アセスメント 217
臨床判断 3
倫理的判断 1
倫理的問題 10, 11, 147, 171
類似性 161

## れ・ろ・わ

レイプ-心的外傷シンドローム 128
論理的思考 21
私のピラミッド 39